U0298716

对话睡眠

江 帆 编著

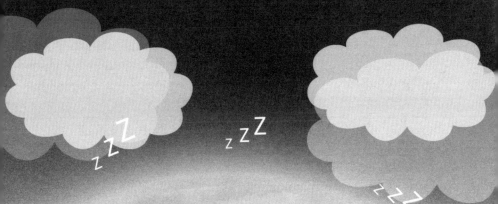

暨南大学出版社
JINAN UNIVERSITY PRESS

中国·广州

图书在版编目（CIP）数据

对话睡眠/江帆编著. —广州：暨南大学出版社，2022.3（2023.10 重印

ISBN 978-7-5668-3249-8

Ⅰ. ①对⋯　Ⅱ. ①江⋯　Ⅲ. ①睡眠—基本知识　Ⅳ. ① R338.63

中国版本图书馆 CIP 数据核字（2021）第 213199 号

对话睡眠
DUIHUA SHUIMIAN
编著者：江　帆

出 版 人：张晋升
责任编辑：黄圣英　雷晓琪
责任校对：张学颖　黄亦秋
责任印制：周一丹　郑玉婷

出版发行：暨南大学出版社（511443）
电　　话：总编室（8620）37332601
　　　　　营销部（8620）37332680　37332681　37332682　37332683
传　　真：（8620）37332660（办公室）　37332684（营销部）
网　　址：http://www.jnupress.com
排　　版：广州尚文数码科技有限公司
印　　刷：佛山市浩文彩色印刷有限公司
开　　本：890mm×1240mm　1/32
印　　张：8.25
字　　数：213 千
版　　次：2022 年 3 月第 1 版
印　　次：2023 年 10 月第 2 次
定　　价：36.00 元

（暨大版图书如有印装质量问题，请与出版社总编室联系调换）

序

认识江医生近二十年了，但好像从来都是直呼"江帆"。喜欢她的性格，像她的名字，扬帆奋勇，一往无前。她执着地坚持自己的信念，在对睡眠专业的研究越来越精深的同时，又将睡眠专业知识平民化和大众化，尽力帮助和惠及普罗大众。这是一条很艰难的路，很少人愿意走，但她坚持走下来了。我真的很佩服她的爱心和耐心、坚强和坚韧。

科普工作不只是写几篇科普文章那么简单的事，科普工作全方位的铺开不但要呕心沥血，更要抛弃名利地位，江帆做到了，她坚持不懈地做了十几年。本书收录的文章只是她多年来笔耕不辍、累累成果中的极小部分。

祝贺江医生，在睡眠专业的学海里，左手尖端右手平凡，继续扬帆起航，高歌猛进！

袁伟军

2022 年 2 月 1 日

袁伟军，2002 年 6 月至 2006 年 1 月任广州市脑科医院党委书记，任上一直坚持推动专科建设，鼓励对外宣传，支持科普。

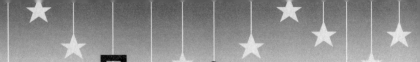

目录

contents

055　第三章　睡眠是件有意思的事儿

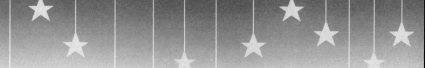

第一章

睡眠是件大事儿

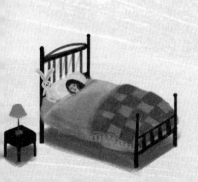

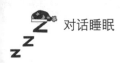

失眠时时可能有，原因各不同

　　失眠问题十分常见，每个人都会或多或少地遭遇睡眠问题。一项针对北京、上海、广州、深圳四地人群健康状况的调查结果显示，仅有 13.19% 的人表示自己睡眠充足。根据中国睡眠研究会 2018 年发布的研究数据，失眠重度患者超六成为 90 后，集中在北上广等城市。然而，临床发现，各个年龄层都有受睡眠障碍困扰的人群。

　　引起睡眠障碍的原因很复杂。有些是单纯的失眠，有些失眠是精神疾病，如抑郁症、神经衰弱、精神分裂症等的症状之一，有些失眠则由躯体疾病引起（如关节炎疼痛影响睡眠），有些失眠是药物反应等。有些能找到明确的诱因，如倒班、熬夜、工作压力大、考试、亲人生病或去世、失恋、居住环境太过狭窄或嘈杂等，有些却找不出明确的原因。

不同年龄层人群失眠的常见原因各有不同

　　孩子：有的孩子看动画片被吓到，睡着后总是做噩梦，以至于不敢睡觉；有的孩子则是照管者的原因导致出现睡眠问题。

　　年轻人：城市生活节奏快，年轻人都有很强的紧迫感，平常工作的时间就长，下了班之后，除了处理日常杂事，还要学习、娱乐、交际等，上下班路上也要花比较长的时间，睡眠的时间就一点点被挤占了。不少年轻人都是 12 点以后才上床睡觉，上床后还继续玩手机，凌晨 2、3 点还没睡的人也不在少数。

　　老年人：退休后生活模式发生改变，尤其是一些"候鸟"老人，身体、心理不适应，生活习惯和作息时间与以往不同，也容易出现睡眠问题。

影响睡眠的其他因素

熬夜的人们无心睡眠：国外的一项调查结果显示，与 19 世纪初相比，现代人的睡眠平均少了 132 分钟。对于现代人而言，睡眠成了名副其实的奢侈品，总是有各种各样的"理由"熬夜，比如工作多、电视好看、朋友欢聚，总之无心睡眠。

作息时间不规律：这是越来越普遍存在的情况，不仅成年人如此，连孩子与老人也无法避免。

居住环境：影响人们睡眠的主要因素包括合租、与父母 / 孩子同住、南北方气候不同等。比如因工作、生活的需要与人合租，彼此生物钟不一样就容易相互干扰。一些"候鸟"父母从北方老家来到南方城市，也会不适应气候，尤其是回南天的时候，阴天湿冷，很容易导致或加重睡眠问题。

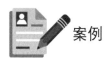 案例

65 岁的朱阿姨，老伴走得早，她退休前睡眠一直不错，但自从退休后，人际交流变少，精神空虚的她经常一个人看电视看到两三点才睡，第二天又很晚起床。一年左右，朱阿姨渐渐晚上失眠，变得少言寡语，情绪抑郁。回来探望她的女儿发现后，赶紧带她到医院就诊。

分析：

老年人由于生理与心理的一系列变化，常发生正常睡眠被扰乱乃至失眠现象。很多人认为老年人睡不好是自然衰老的表现，只是一件小事，无须重视。但其实，睡不好不仅影响老年人的日常生活，

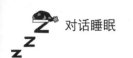

还会影响情绪，甚至导致意外伤害的危险性增加。长期睡眠障碍还是慢性疲劳综合征、高血压病、冠心病、糖尿病、脑血管病的重要诱因之一，睡眠不足可造成抵抗力下降，容易生病。

江医生治疗建议：

治疗睡眠问题最重要的是找出病因，才能对症下药。很多老年人的失眠是退休后生活单调、精神空虚、不适应所致，这种由心理因素引起的失眠，药物及其他疗法只是一种辅助措施，需要心理治疗才能更好地解决问题。病人在治疗睡眠障碍过程中，要积极配合医生，千万别随便听信广告宣传。在积极治疗睡眠问题的同时，注意自身调节，将更快、更好恢复正常的睡眠。比如：

✓ 建立信心，不要过分忧虑，相信自己能调节好身体，让自己自然入睡。

✓ 规律生活作息，不随便服用安眠药。养成定时就寝和定时起床的习惯，调整好自己的生物钟。

✓ 适度运动。每天保持半小时到一小时的运动，使身体各个器官保持活力。

✓ 晚饭吃七八分饱，吃完晚饭后最好散散步，适当活动。老年人应特别注意避免在晚饭后打盹。因为一旦打盹，很可能影响睡眠，晚上反而睡不着。

冬眠、春困、秋乏、夏打盹

为什么会出现"冬眠、春困、秋乏、夏打盹"的现象呢？

四季变换对人的睡眠和病情是有影响的，光照和温度是这一影响产生的两大核心要素。

光照程度会影响人体褪黑激素的分泌量。褪黑激素是松果体分泌的神经内分泌激素，它的时相反应曲线与光照刚好相反，可以简单地理解为天黑的时候褪黑激素开始分泌，天亮了就停止分泌了。

与冬天相比，春天的白天开始变长，但更适合睡眠的"纯黑夜"时长缩短了，体内褪黑激素的分泌时长也相应缩短了，夜间睡眠时间缩短，白天犯困的时间会相应增加。夏天更是如此。从秋天开始到冬天，白天开始逐渐变短，黑夜则开始逐渐变长。

与光照同步的，是气温的变化。环境温度过高或过低都会影响睡眠。研究表明，嗜睡节律与体温的昼夜变化平行，当体温达到低谷时，睡眠潜伏期也会相应缩短。意思是说温度低的时候，比较快入睡。而与梦、性功能及高级认知功能等密切相关的快速眼动睡眠（REM）对温度的敏感性更高。

在季节转换时，会出现光照和温度等的不稳定。有时候"睡眠—觉醒"的调节稍显滞后，此时夜间浅睡易醒以及白天困倦的情况会较为明显。当机体重新调整个体生物钟适应自然环境后，这些"短时轻微改变"就不那么明显了。

但如果不了解睡眠，不注重睡眠卫生的话，比如白天有小困倦时随意卧床、晨起赖床、睡前看手机等，都可能因小失大，降低睡眠效率，有可能会令"短时轻微改变"变成持续性的严重改变，甚至出现睡眠相关疾病。

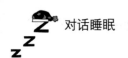

这样一解释，就很容易理解为何转季的时候更容易出现睡眠和觉醒的变化了，能够最早识别到的直接表现就是"春困、夏盹、秋乏、冬眠"，另外还会出现的症状包括注意力不集中、记忆力下降、情绪不稳定、胃肠功能紊乱、内分泌紊乱、抵抗力下降、工作效率和学习效率下降等，有精神心理疾病和身体疾病的还有可能出现病情波动。

疾病等的影响不可忽视。比如有些患有睡眠呼吸暂停低通气综合征的患者，春天鼻炎发作影响呼吸，夏天宵夜饮酒加重病情，秋冬体重增加进一步加重病情。有些精神疾病患者，季节变化时也容易出现病情波动，表现之一就是夜间睡眠紊乱和白天困倦等。

总之，睡眠就像是个需要细心呵护的"瓷娃娃"，光照、温度都会影响它。睡觉的时候，太亮不行，太暗也不行；光照时间不足不行，光照时间太长也不行；太热不行，太冷也不行，所有不合适的光照和温度，所有不规律的作息，都可能会造成小小的裂痕，破坏睡眠的自我调节能力。不要小瞧这些裂痕，它们极有可能在某个时候，造成重大问题。

减少"冬眠、春困、秋乏、夏打盹"的建议

保持室内温度宜人：可以在卧室安装空调、风扇等调节温度。手脚易冷的人，可以尝试睡前热水泡脚等方法。

睡眠时保持黑暗无光：每日见缝插针增加户外活动时间，尤其要保证眼睛能够感受到自然光的时间。睡前 2 小时左右调暗灯光。睡觉时熄灯保持黑暗状态。睡眠调节能力相对较弱的人，可借助遮光窗帘等，来营造"半假黑夜"的环境，让"换季"更顺畅。

顺应自然，规律作息：要顺应大自然的变化特点来调整个体的作息和活动，规律作息。

深夜少用电子产品：少一些在电脑、手机疯狂抢购到深夜的行为。

严格控制白天打盹和卧床时间：一般午休卧床半小时左右即可。除非有治疗疾病的需要，比如发作性睡病的小睡治疗安排，除此之外要尽可能不打盹或时常闭目养神。

拒绝赖床：一般情况下夜间就寝时间建议在 10 点左右，最迟不要超过 11 点，睡好"子午觉"。因为每个人的睡眠需求量不同，理想状态是睡到天亮自然醒就起床，拒绝赖床。

睡前不吃宵夜、不喝提神饮品：不进食过多，尤其是高能量、难消化的食物，不喝咖啡、浓茶，尽可能减少或拒绝烟酒。

睡前 1~2 小时内，松身休心：不做总结和计划，不讨论重大事情。

有需要尽早寻求专业医生的诊治：不要自己给自己当医生或是听信"江湖传言"，更不要自己吓唬自己。

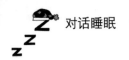

秋天来了，江医生有话说

老话讲，春困、秋乏、夏打盹，不管你信不信，反正对于很多人来说，这些现象总是这样不知不觉地、周而复始地发生着。这会儿又到秋天了。总说秋风秋雨愁煞人，这时来添乱的总是缺不了睡眠。

有些失眠的人，虽然感觉最近晚上好像睡的时间稍长了一点，但白天的精神并没有好很多，整天呵欠连天的，疲乏得很，有机会就想趴着或是躺着闭会儿眼打个盹，却总是越打盹越疲乏。

有些睡前多虑的人，似乎发现睡觉前想的事儿越来越多了。晚上睡得不好，梦多了，睡醒也不解乏，白天自然更加不够精神了。

秋天容易感觉疲乏困倦的几个主要原因

（1）原本已有失眠问题的，或是有情绪问题、精神疾病的，可能在季节交替期间出现病情波动。值得注意的是，睡眠有时甚至早于情绪出现波动。夜眠差加重白天困倦疲乏，白天打盹增加，或是不注意睡眠卫生等问题，都会导致这个季节的睡眠和情绪"不安分"。

（2）有些人原本情绪容易受外界影响而伤春悲秋。对于情绪问题的表达五花八门，有的人会倾诉哭泣，有的人易发脾气，有的人是懒懒的不想动，有的人则是睡不着或是整天想睡觉。

（3）有的人因为压力、生活事件等导致情绪和夜间睡眠出现问题，只是赶上秋天这个季节罢了。

（4）有些人是因为"贴了秋膘"，原本体重就超标，可能存在睡眠呼吸暂停低通气综合征的问题，体重增加会进一步加重病情，夜间缺氧加重，白天困倦继而加重。

（5）其他：比如鼻炎反复发作，可能会导致或加重夜间的呼吸通气问题，影响夜间睡眠、加重白天困倦等。

如何解决秋困秋乏

（1）尽可能保证规律的作息和充足的睡眠，保证白天有足够的光照，保持适度的户外运动，注意饮食的合理。

（2）严格控制白天打盹的时间，限制白天卧床时间。小困小乏则多起来活动一下，保证午睡。

（3）有情绪问题的人，季节交替的时候，可得加倍小心。

正在服药的： 就算自我感觉再好，也切记不要擅自减药或是停药，否则十有八九会病情反复。这是很多病人已经验证过的教训，各位病友不必存侥幸心理再去尝试。

已经停药的： 如果感觉近期睡眠或是情绪有波动，建议找主治医生复诊咨询一下。

症状轻微不需要用药诊治的： 建议从正规渠道多学习相关的知识，加强自我睡眠情绪管理，弹性安排各种事务，搭建和合理使用好自己的社会支持系统，通过自助和他人协助顺利过渡。如果每年都如此的话，还是找专业医生咨询一下比较好。

（4）不管任何季节，如果睡眠问题是源于压力或生活事件，还是要慎重对待，及时处理。

（5）体重控制是很多人群都要注意的问题，如果是有睡眠呼吸暂停问题的体重超标病人，秋冬季节更应该加强管理，严防死守，将体重控制进行到底。当然，到睡眠专科及时就诊及处理非常重要，必不可少。

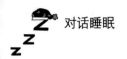

（6）其他：如鼻炎反复发作等引起的睡眠问题，须及时针对症状进行处理。但在用药时注意尽可能不影响夜间睡眠。

总之一句话，白天多出去走走，莫辜负大好秋天！晚上乖乖睡觉，莫错过养生良机！

不分季节地犯困，怎么办？

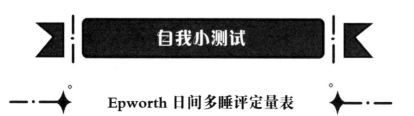

Epworth 日间多睡评定量表

请回答在以下八种日间常见的场合里，您打盹或熟睡的发生频率：

评分标准：

0= 从不打盹或熟睡   1= 偶尔打盹或熟睡

2= 经常打盹或熟睡   3= 频繁打盹或熟睡

1. 坐下阅读时	0 1 2 3
2. 看电视时	0 1 2 3
3. 坐在公共场合不与人接触时，如在剧院或开会时	0 1 2 3
4. 乘车一个小时以上（中间不停）时	0 1 2 3
5. 下午躺在床上时	0 1 2 3
6. 坐着与人说话时	0 1 2 3
7. 午餐后安静坐着时	0 1 2 3
8. 在车上（交通拥挤停车时）	0 1 2 3

如果总分 > 6 分，提示困倦；> 11 分，提示过度困倦；> 16 分，提示有危险性的困倦。

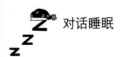

除了季节性的影响可能导致白天困倦以外，还有些睡眠疾病也可能导致白天困倦不已，甚至在很多重要场合也控制不住打盹。经常可见到相关的新闻事件，比如：

2010年6月，奥巴马在密歇根州一所高中的毕业典礼上发表演说鼓励学生时，坐在他背后的合唱团有个学生却睡意大发，不仅打起了盹，后来甚至仰面大睡。①

京珠北"最牛"司机：夜间开车时竟然能够睡着，小轿车在高速公路上以东摇西摆的状态飞快行驶，结果撞上了另一辆车，再撞了几下路肩才停下来，而此时他仍然酣睡，全然不知道发生了车祸。"最牛"司机疑患阻塞性睡眠呼吸暂停综合征。②

造成白天过度困倦的原因有多种，一过性的白天过度困倦多与过度劳累、熬夜、饮酒或服药过多等有关。如果持续很长一段时间，则很可能是与某些疾病有关，比如抑郁症、睡眠呼吸暂停或其他睡眠相关的呼吸疾病、发作性睡病、特发性中枢性嗜睡症、精神疾病、周期性腿动、周期性嗜睡症等。现代人享受精彩夜生活的必然结果之一，就是夜间睡眠的严重不足，白天过度困倦自然也就如影随形。

睡眠呼吸暂停低通气综合征：通常入睡后有响亮的鼾声，甚至有可观察到的呼吸暂停事件。这是存在致死性危险的疾病，需要及早找专科医生系统诊治。不少人认为打鼾是一种"睡得香"的表现。

---

① 《奥巴马演讲身后现"瞌睡男"》，https://news.qq.com/a/20100609/001329.htm。

② 《京珠北"最牛"司机 开车睡觉撞车后次日醒来》，https://news.qq.com/a/20100819/000510.htm。

其实恰恰相反，越是有响亮多变的鼾声，越是睡得不香。这类病人由于夜间频繁出现呼吸暂停、低通气、血氧饱和度降低等情况，白天就会频繁地打盹，这甚至是不少病人最初就医的主要原因。

发作性睡病：这是日常生活中容易被人们忽视的一种睡眠疾病，患者甚至经常被家人、老师、同事或上司认为是过分懒散，或故意消极怠工，从而被批评、惩罚或辞退。发作性睡病的特征是反复的、不可抑制的发生于清醒时间的发作性睡眠，可能伴有猝倒、睡眠瘫痪及入睡前或醒后幻觉，即所谓的"发作性睡病四联症"。不过，只有 10% 左右的发作性睡病患者会有上述全部症状，大多数仅有部分症状，部分患者还会出现自动行为，即在看似清醒的情况下同时存在或迅速转换的觉醒和睡眠现象，并表现出一些不合时宜的复杂行为或言语等，不过绝大多数患者并不能回忆起当时的情况。

周期性嗜睡贪食综合征：这是一种临床罕见的疾病，以反复发作的嗜睡、病理性贪食、情绪和行为异常为其主要表现，目前普遍被认为与间脑，尤其是下丘脑的功能紊乱有关。

无论是发作性睡病，还是周期性嗜睡贪食综合征，都属于控制不了的睡眠，如果人为强行控制不睡，不仅效果不佳，甚至还有可能出现意识问题。患者应坚持系统治疗以免失控的睡眠影响正常生活，周围的人也要对他们抱以宽容的态度。

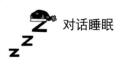

睡眠不好，还会让"慢性病"缠身！

睡眠很重要

充足的睡眠、均衡的饮食和适当的运动，是国际社会公认的三项健康标准。排在首位的就是睡眠。

世界卫生组织（WHO）和世界睡眠研究组织（WFSRS）的《睡眠和健康》报告中指出，睡眠和空气、食物、水一样，是人类生活的基本必需品；比起 20 世纪，现在的人们平均整晚睡眠时间减少了 20% 以上，时差、倒班和其他现代生活方式使睡眠问题显著增加；多达 50% 的成年人遇到了一种或不止一种睡眠障碍，其中约 13% 属于严重而有害健康的；至少 20% 的驾驶员一生中曾有一次驾车瞌睡的体验，最常见的交通事故的起因是疲劳，约有 1/3 的重型运货车的致命车祸是驾驶员疲劳导致，而约 50% 的致命车祸缘于驾驶员打瞌睡。

睡眠障碍还与很多临床疾病密切相关。比如大量研究表明，睡眠时间短、睡眠障碍、生理节奏不同步等均与代谢紊乱相关；阿尔茨海默病患者早期即可表现出频繁、严重的睡眠障碍，睡眠障碍与阿尔茨海默病相互作用，形成正反馈环，严重危害机体健康。

在很多人的眼里，睡眠不好，顶多就是长期有黑眼圈，精神萎靡，有气无力。其实，一个人的睡眠若是出现问题，又得不到很好的改善，时间久了，各种慢性病就会慢慢找上门来。那么，到底会是哪些慢性病呢？

现代人的生活中，越来越多的工作、学习、娱乐和应酬，导致一天 24 小时越来越不够分配，能保证充足睡眠的人越来越少。"吃饱"不成问题甚至营养过剩成为新问题的时候，"睡够"却越来越成问题了。吃太多睡太少，可能导致的直接结果就是体重越来越不受控制，至于其他的慢性病，比如高血压、心脏病、糖尿病、脑中风等也一起出现了，问题像滚雪球一样越来越大，危害程度也越来越严重了。

阻塞性睡眠呼吸暂停（OSA）可增加高血压和心血管疾病风险、加重睡眠不足。估算人群中有 80% 的患者仍未被诊断。肥胖是常见危险因素，60% ~ 90% 的 OSA 患者体重质量指数超过 30 kg/m^2。睡眠时间短、睡眠疾患、节律紊乱等均与代谢紊乱和肥胖等相关。

睡眠问题本身也是一种慢性病

很多睡眠问题，无论失眠还是睡眠呼吸暂停，某个角度上讲，本质其实都是一种慢性病。症状很容易缓解，但根治却是一个系统工程，要涉及生活方式、饮食结构、静态工作、情绪管理等多方面，有的甚至与整个家庭都有莫大的关系。所以，不可能短平快地解决所有问题，必须用打持久战的心态去应对，才有可能缩短治疗时间。

另一方面，有些睡眠问题，如应激性失眠，是对应激事件的反应。人只要活着，就会遇到各种生活事件，即便是离群索居，也要应对自身的各种身心变化等。所以，对于睡眠疾病的治疗，不要心存侥幸可以一劳永逸。最科学有效的态度，就是正视问题、学习方法、不断训练，争取让睡眠越来越听自己的话，和平共处，相安无事。

睡眠不好，怎么办?

睡眠卫生教育是所有睡眠障碍治疗指南的首要内容之一，且确实有效。研究表明，玩电子游戏、网购、网络社交、看电视都是导

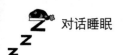

致睡眠紊乱的危险因子，通过睡眠教育项目和认知行为疗法改善睡眠质量，以达到代谢平衡，该治疗手段具有良好的前景。但包括锻炼、压力管理、噪声控制、保证睡眠时间、白天小睡、避免喝咖啡、减少抽烟或饮酒等在内的睡眠卫生干预策略，在实际工作中往往被忽略。

健康由睡生、由心生，这一说法毫不夸张。从小事做起，珍视睡眠，勿让睡眠这种与生俱来的福利成为奢侈品！

如何提高睡眠质量

✓ 在睡眠未出现问题时，要珍惜、保护好自己的睡眠，一旦睡眠出现问题，尽早到正规医院的专科进行规范、系统的治疗。

✓ 要科学、合理地安排每天的 24 个小时，学做"睡眠精算师"，睡最有效率的觉。

✓ 再忙，也不能过度透支睡眠；再闲，也不能赖床。

✓ 重视睡眠卫生，拒绝垃圾睡眠和无效卧床，拒绝睡前玩电子产品。

✓ 切勿擅自用药，安眠药或有镇静作用的药物必须在医生指导下规范使用。

失眠是天生的吗？

前阵子微博热搜榜中一个话题"3亿中国人有睡眠障碍"顶着"沸"的标签被送上前十。你是不是也感觉到现在睡得明显不如以前好了？但你有想过3亿中国人有睡眠障碍吗？许多人看到这个热搜，着实被吓了一跳。

失眠也是一种精神问题

荷兰阿姆斯特丹自由大学和美国麻省总医院的研究团队发现失眠相关的基因与抑郁症、焦虑症、主观幸福感等精神状态问题相关基因重合度极高，与精神分裂等精神疾病及高血压、肥胖和冠心病也有很高的相关性。失眠已经成为一种严重的疾病，与精神疾病共享遗传因素，还会增加代谢综合征表型的风险。

失眠是天生的？

有研究表明大约有38%～59%的失眠可归因于遗传，所以很多人认为失眠可能是天生的。

生活中的确有人天生是易感的，临床上也的确可见失眠的患者存在家族聚集性。所以医生们常会被问到同一个问题："失眠会遗传吗？"

但其实跟精神疾病和代谢性疾病一样，说失眠是天生的未免有些危言耸听。

睡眠问题可追溯到家族里其他人的基因，人在胚胎状态时，睡眠会受到母体情绪、睡眠、营养和身体状况的影响。

当周围的人焦虑、失眠或是刷手机，无论你愿不愿意，都会被

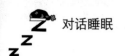

影响到，继而影响体内的褪黑素分泌调节。同样地，其他家人的情绪和睡眠也会受到影响。

于是，影响因素叠加了，失眠的概率也就增加了。

所以，失眠是多种因素共同作用的结果。后天的各种环境影响，以及自我的调节，有时起着至关重要的"调控"作用。

保护和改善睡眠要靠后天努力

其实想要找回"走失"的睡眠，也不是没有办法。

首先，要保持良好的生活习惯，纠正睡眠卫生不良的行为，提高睡眠效率，减少垃圾睡眠。

其次，对于各种信息和产品要注意"合我者用、为我所用"，不要被各种商家、媒体或是假专家绑架。

最后，不要给自己乱贴标签，一旦有病也无须恐慌，及时寻求专业医生的帮助。

第二章

睡眠是件小事儿

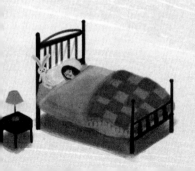

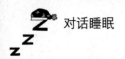

八个细节让你冬天睡好觉

细节一：光线

光线和气温都可以调控褪黑素的分泌，影响"睡眠—觉醒"的调节。要营造一个好的睡眠环境就要尽量减少光的影响。

细节二：门窗

门窗具体打开到什么程度，要根据个人是否怕冷的具体情况来定。如果怕冷，可以把卧室的窗关了，把卧室的门和客厅的窗打开，通过这种方式使室内的空气保持流通。

细节三：睡衣

睡觉时，尽量不穿很多衣服，这样可以让身体得到放松。化纤和尼龙质地的睡衣会对皮肤造成刺激，容易使皮肤发痒，影响睡眠质量。推荐棉质的内衣和睡衣，穿得舒服才能睡得香。

细节四：被子

太厚的被子容易捂住孩子的嘴和鼻。孩子睡觉过程中可能会踢被，父母照看孩子被子有没有盖好的次数要更勤一些。担心小孩着凉而给他穿很厚的衣服是不可取的。盖潮湿的被子很不舒服，因此出太阳要常晒被子。被子上可能有皮屑，晒的时候最好抖一抖。

细节五：沐浴露

可以针对皮肤类型选沐浴露。冬天皮肤比较干燥，最好使用滋润型的。沐浴露选用不当，容易因为皮肤不舒服而引起心烦，从而影响睡眠。

细节六：饮食

广东人喜欢喝汤，但晚饭不主张喝太多汤。冬天天冷，皮肤出汗不多，与夏天比，小便的次数相对要多一些。睡觉的过程中如果需要起来小便可能打断睡眠，有些人可能需要一段时间才能再次入睡，并且被窝内外的温差比较大，上洗手间的时候也容易着凉。建议在晚上七八点以后水也少喝一些，尤其是老人。

细节七：泡脚

冬天睡觉之前，用热水泡泡脚，能加快血液循环，有助尽快进入睡眠和提高睡眠质量。但不是所有人都适合睡前泡脚。

细节八：睡姿

很多小孩喜欢冬天睡觉的时候让父母搂着睡，也有些伴侣喜欢拥抱着睡，这种睡眠习惯不好。一人翻身会影响到另外一人，一人呼出来的空气很快又被另一个人吸进去，这些气体以二氧化碳为主。如果一定要拥抱着睡觉，最好是采用同一方向的体位，不要面对面。

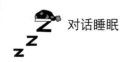

睡觉朝向真的有讲究?

有人说"要想睡得轻松,切莫头朝西来脚朝东"。

还有人说睡觉朝向要顺应地球磁场的方向,头朝北脚朝南最好。

这些说法和理论听起来似乎有道理。比如说,朝南北睡,是顺着所谓的地球磁场的节奏,而朝东西睡,是横着使磁场穿插过人体,所以会受到磁场影响,甚至引起失眠……

Q:睡觉不能脚朝西头朝东?

这一说法来源于睡觉朝向要顺应地球磁场。我们先了解一下地球磁场。

地球南北磁极并不是正南正北的,而是有一定的倾斜角度。在地球上的每一个点位上,所谓顺应地球磁力线的方向都并非正南正北。而且同一点上的地球磁力线方向在不同季节,甚至昼夜间,都会变化。

显然,房子是不可能随时变换方向的,也没什么人会一直调整床的方向。那么地球磁场对睡眠有影响吗?

有学者认为,人体可视作具有弱磁性的磁体,在睡眠时最好能沿着磁力线的方向,如果方向不一致,就会受到地球磁场力的作用,但这种力非常微小,个体可能无法觉察到。

值得注意的是,磁力线的水平切线方向并非正南正北,而是与两极的轴线存在一定的夹角,即磁偏角,故所谓的睡眠朝向严格意义上来说也不是正南正北。

生命个体自从来到这个世间,就会逐渐适应环境,建立适合当地磁场状况的某种平衡。有时候,这种磁场平衡会被打破。比如外界突发性的磁场变化，如太阳剧烈活动产生大量黑子、耀斑，引起磁暴时，皮肤电位的变化会影响人的神经系统，植物神经系统交感神经主要部分的紧张程度有所提高，精神疾病患者容易出现病情波动。再比如跨时区旅行、搬家等也容易造成睡眠紊乱。但关于地磁与睡眠的确切关系仍在研究之中，所以也很难定论"朝向会不会影响睡眠"。与其过多担心朝向问题，不如调整到最舒服的睡姿或考虑其他影响睡眠的因素更为重要。

Q：影响睡眠的因素到底有哪些？

影响睡眠的因素有些是可控可调整的，比方说房间的温度、湿度、光照、房间布置、寝具等。

睡眠的适宜温度一般在 26℃左右，具体以个人舒适为准。

在没有光污染的纯自然环境里，睡觉只需要顺应自然光即可。但当居住环境中充斥各种光的干扰时，只能人为营造睡觉时的黑暗环境以及醒来后的光亮环境。比方说窗帘加遮光布，不开常明小灯。

房间的布置尽可能简单。不要有很多点缀的"喜好"物品，比如孩子的睡房，很多家庭把孩子喜欢的玩具公仔都放在里面。事实上喜欢的玩具只会让孩子更精神，而不是心无杂念地乖乖睡觉。

适合的寝具很重要。市场上很多床品都在往精细、符合人体力学特点的方向发展。但没有绝对好的寝具，而是要选择最适合自己的，如腰椎有问题的人适合稍硬的床垫，枕头的材质和高度要兼顾体型和颈椎等问题。

Q：睡觉姿势有什么讲究？

我们可以把卧室布置成更有利于睡眠的小环境，同时睡觉的姿

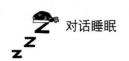

势也是很重要的。什么样的睡姿才是正确的？网络上答案也是五花八门。

事实上，不存在一个所有人通用的、最好的睡姿，而应根据每个人的情况来具体分析。就寝姿势应该选择最舒适的、让自己身心最放松的。

真正要注意的是有些病人必须要限制姿势，如患睡眠呼吸暂停低通气综合征和打鼾症的患者，尽可能避免仰卧位。孕后期者也不推荐仰卧位。

Q：如何让自己快速入睡？

放松身心。睡前采用松弛、自我催眠、正念等方法，让自己快速进入放松的状态，"松身休心"，有利于快速入眠。

建立条件反射。可以尝试一段时间里保持两个"睡眠仪式"，一个主打，一个备选。比如有人睡前"手指搓枕巾"，有人睡前默念"123"。这些有助于强化入睡的条件反射，但如果条件反射已经足够强的时候，所谓的睡眠仪式就可有可无了。

心理暗示。"相信这样的环境能够睡个好觉"，这样的想法会产生很强的暗示作用，令自己身心放松，香甜入睡。就寝时过度纠结朝向等问题，反而会令人处于过度警觉的状态，难以入睡。

想要睡个好觉，关键是营造一个好的环境。纠结过多的问题，反而会影响睡眠。

哪种睡姿最健康？

睡姿影响我们的睡眠质量，有的人睡觉时喜欢平躺，有的人则喜欢朝右睡，还有的人喜欢向左侧着睡……

大部分人应该采用哪种睡姿？今天我们就来讲讲睡觉的姿势。

左侧卧位

一直流传着一种说法：因为心脏长在左边，向左侧着睡，会压迫到心脏，这到底是不是真的呢？

其实，对此说法没有必要大惊小怪。

心脏外面里三层外三层的有很多保护罩，如果只是短时间的左侧卧位，通常不会有什么危险。当然，对于有些心脏病患者，医生通常会建议采取半卧位或者根据病情需要提出具体建议。

睡姿这件事，不必太较真，但也不可太任性。适合、安全的睡姿，才是最好的。

随便体位

此处所说的健康人，是指目前并无主观不适，自认属于健康人群，且常规体检指标都在正常范围内，不包括有一定睡眠疾病隐患的人，比如鼻中隔偏曲的人不属此列。

这一人群，当下不用太在意睡眠姿势，尤其是就寝时的"预睡眠"姿势。怎么躺着舒服，怎么身心放松，就保持什么姿势。至于睡着了会变成什么姿势，就完全让身体自由发挥了。

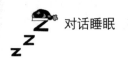

右侧卧位

有一种说法：右侧卧位是最有安全感的体位，因为右侧卧位可能最接近胎儿在子宫内的体位，所以容易使人产生安全感。

这个说法无从探究，也没有严谨论证。因为胎儿在子宫内，不会老老实实地保持一个体位。出生之后，谁还记得在妈妈肚子里是什么体位？即使身体记得，也不等同于能够产生安全感的体位。

仰卧位

又有人说，仰卧位才是最容易产生安全感的体位。

因为仰卧时受力点均匀分散，且四肢伸展，最容易令人感觉不受约束。而且，仰卧的时候，人体对于危险的抵御能力及反应能力是最差的。所以，只有在内心认为安全的环境中，身体才会允许这种体位。

其实，安全感是非常个体化的，与多种因素有关，怎样的体位能够令个体产生这样的感觉也因人而异。

但有一点可以确认，这些号称最有安全感的体位，并不一定是最安全的，是因人而异的。

优势体位和限定体位

所谓的优势体位和限定体位其实只是针对有某些疾病的人。比如，心衰病人一般会避免左侧卧位。

而对于打鼾症和睡眠呼吸暂停低通气患者，一般建议避免仰卧位。

但这也并不是绝对。有些打鼾的人，只在仰卧位时会出现该症状，那么就要尽量避免仰卧位。

有些打鼾的人，在任何体位都会出现该症状，这就应先去耳鼻喉科和口腔科进行详细检查，明确原因再处理。

严格来说，睡眠呼吸暂停低通气患者的优势体位和限定体位是要参照睡眠监测的结果，根据呼吸暂停和 / 或低氧事件与体位的关系来确定。

如果睡眠监测结果显示右侧卧位时出现暂停事件最多、低氧最明显，在查明原因之前，限定体位首先应是右侧卧位。

其次则是仰卧位。因为睡眠体位会影响上气道的开放度。仰卧位时，重力的作用会使舌向咽喉壁后压，上气道阻塞的可能性增加。而且颈前区组织的堆积会加重，脖子粗的人仰卧位时可能会出现鼾声加重的现象。

对于有鼻中隔偏曲等问题的人来说，可能会在某一个体位出现通气不畅的情况。这类个体，即便尚属"健康人"范畴，也建议做个睡眠监测的体检，找到更健康的体位，然后训练自己习惯这种相对安全的体位。

总之一句话：有病的，睡姿遵医嘱；没病的，睡姿按习惯。

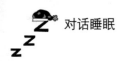

该用怎样的心情，才能睡个好觉？

每个睡不好觉的人，都有自己的故事，或悲或喜或无奈，或者，什么心情问题都没有却莫名其妙失眠了。

郁闷？睡不好

A 君近来有点郁闷。他工作很努力，经常加班，晚上睡前也是满脑子工作，回忆一下还有哪些没做的，哪些没做好的。身体很疲劳地躺在床上了，可是思绪很活跃，很难平静下来，好不容易迷迷糊糊睡着了，却不停地在各种梦境里穿梭。虽说算不上什么噩梦，有时是琐碎的日常，有时是各种眼花缭乱的景物。等到起床的闹钟响了，感觉自己的头脑和身体像是刚刚参加完百公里拉练，毫无神清气爽的感觉。这个状态上班，自觉工作效率下降，差错失误不断，于是加班更多，回家更晚了，娱乐和锻炼的时间也越来越少。日子嘛，过得好像越来越没有乐趣。虽说不上悲观厌世，但的确是乐趣不多了。好朋友开玩笑地说 A 君是年纪大了的缘故。这种说法，让 A 君更加郁闷了。

开心？睡不好

B 君最近很开心，语文作业频频被表扬，书写作为范本，作文也好几次入选了年级范文。每次被表扬，B 君都会有几个晚上睡不好，脑子里有时会不自觉地反思哪些细节可以写得更好，有时候也会做梦，甚至会在梦里笑出声来。白天的时候，精神也还过得去。过了几天心情平复了，睡眠又会比较正常。

江医生睡眠信箱

睡眠不好，吃点什么？

患者阿莲来信：

江医生，您好！我的睡眠不好很长时间了，主要是睡眠浅、容易醒、多梦。很多年以前曾经得过抑郁症，治好了，按医生要求停药也有五六年了，没再出现那些抑郁症状，但睡眠总是不那么满意。哪天睡得特别不好时，早上还是会很疲乏没精神，容易发脾气。有段时间听说补血补气就可以改善睡眠，我就每天都炖些阿胶、红枣来吃，冬虫夏草也吃过。但好像睡眠改善并不是很明显，甚至有时候燥热得更加睡不着。

请问我吃些什么才能睡个好觉呢？

江医生回信：区别对待，标本兼治，定位和选择决定作用性质

阿莲，你好！失眠、多梦的原因有很多，不一定都跟气血有关。如果症状不是很明显，可以考虑食疗，或是找中医调理，辨证施治。必要时可以找睡眠专科的医生咨询，看看都存在哪些影响睡眠的因素，系统治疗。

失眠跟抑郁的关系分很多种。令人痛苦的失眠可能引发个体出现抑郁情绪，有些失眠并非单纯的睡眠问题，可能是抑郁的主要症状、残留症状和复发先兆。相应的治疗方案则各有不同，必须区别对待，标本兼治，切忌一刀切，更不可妄加断言以往曾患抑郁症，这次肯定还是抑郁症。建议我专科医生全面评估一下，然后确定目前的诊疗方案。如果确实是抑郁症遗留的病根，那还是要重视失眠这种预警信号，尽早规范治疗。

食疗在整个诊疗方案中的定位要非常清晰，不宜夸大或越位。食疗对睡眠只能锦上添花，想要治疗失眠，单靠食疗是不可能的。适宜或使用得当的食疗可以作为药物、心理或行为治疗的重要辅助手段，有条件的建议先咨询中医师，把把脉，看看适合哪些食疗方。不适宜或是使用不当的食疗，不仅对改善症状无益，还有可能导致症状加重，甚至与正在服用的药物发生相互作用，导致严重后果。

总的来说，睡眠有问题的人饮食宜清淡，但从某个角度上讲，如果没有同时服用中药的话，饮食上的"禁忌"只是"量"和"个体化"的问题。比如吃惯辣的人，完全"戒辣"不仅每餐食之无味，还有可能引起情绪不稳、烦躁等，反倒干扰睡眠，因此只需要在晚餐时稍稍控制辣的程度便可，相反，如果是吃不惯辣的人，想要睡好觉就最好一点辣都不沾了。

有些食物据说也有宁心安神、促进睡眠的作用，比如小麦、小米、大枣、百合、核桃、莲肉、桂圆、桑葚、牛奶、猪心、羊心等。如无特殊禁忌症，可以考虑适当进食。

如果食疗之中涉及药材，建议先咨询中医师，确定是否可用以及如何使用。临床上因为吃大补药膳出现失眠的大有人在。

再次强调：食疗之于睡眠，只是锦上添花，而非雪中送炭。要想治疗失眠，只关注锦上花而非雪中炭，当然不可能有效。

另外，晚餐有三点需要注意：

一是量要控制，不宜过少或过多。

二是时间要控制，不宜过早或过晚。

三是液体要严格控制，不管是药汤、药膳还是牛奶，无一例外。

神经衰弱的人，秋冬能进补吗？

患者小王来信：

江医生，您好！我是个长期神经衰弱的患者，晚上睡眠很不好，一会儿睡一会儿醒的，做梦也多，各种各样的梦都有。晚上没睡好，脾气就很差。

听说气血两亏会引起神经衰弱，我是生完孩子以后出现这种状况的，估计应该是气血两亏吧。又听人说秋冬是个进补的好时节，所以家人最近给我买了很多好东西来补身体。结果我发现自己越来越睡不着了。晚上口干舌燥，烦躁不安。

请问是怎么回事儿啊？是不是要吃安眠药呢？我很害怕去医院。

江医生回信：秋冬进补要慎重

小王，你好！无论秋冬还是其他季节，并非每个睡不好觉的人都可以用"进补"解决睡眠问题。你所谓的神经衰弱虽然

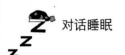

是从生完孩子后出现的，但不一定如你所说是气血两亏所致，更加不可想当然地据此进补。

所以，如果想调理或者"补"一下身体，建议先找中医把把脉，按照中医的意见和建议有针对性地选取适合自己的中药进行食疗或者药疗，而不是盲目听信各种偏方。

神经衰弱的患者还是建议系统诊治，而且要重视健康的生活方式和良好的心态，要有信心和耐心，不能病急乱投医，更不可自己给自己当医生。

我的睡眠是"垃圾睡眠"——祸起电子产品

我最近赶论文，几乎是夜以继日，每天睡眠不足五个小时，结果自然是整个人变得憔悴不堪。完稿那一刻，看着论文最后一页打印出来时，已经接近虚脱。

关掉电脑、手机，告诉家人不要打扰我，便饭也没吃，倒头一睡十几个小时。睡醒之后爬起来，身体还是感觉有些累，不过精神倒是又焕发了。

忽然想起近来某些报道所说的"垃圾睡眠"，不禁莞尔一笑。我的行为，刚好就是报道里所称的"垃圾"中的一条，莫非我这专门研究睡眠的人，睡的也是垃圾一样的觉？

"垃圾睡眠"，祸起电子产品

"垃圾睡眠"（Junk Sleep），原是英国睡眠委员会使用的一个术语，专门指青少年因为过度使用电子产品，导致睡眠时间不足、睡眠质量低的问题。概念的提出，旨在警示：垃圾睡眠和垃圾食品（Junk Food），是影响当今青少年健康的两大"杀手"。

事情的起因是这样的，2007年8月份，英国睡眠委员会调查了1 000名12~16岁的青少年，结果显示：30%的孩子每天睡眠时间只有4~7小时，明显少于所推荐的8~9小时睡眠。约1/4的孩子说自己每周至少一次在看电视、听音乐或者使用其他电子产品时睡着。这样就产生了"垃圾睡眠"，因为这种睡眠是无法保证大脑得到充分休息的。

这样的状况不仅见于英国的青少年，各国都不少。

越来越丰富的电子产品，在使我们的生活更多样化和便利的同

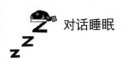

时，很多人感觉到要学的、要玩的、要做的事情越来越多，时间越来越不够用。

怎么办呢？压榨或者利用睡觉、吃饭、休息时间。

不管多晚，能撑多久就撑多久才上床；吃饭时，能边吃边玩边做事最好；许多人更是修炼到这样的境界：听着耳机、玩着电脑、开着电视、手机设成振动状态。

结果呢？许多人疲劳至极，便在这样的状态中睡着了。然后，电视、电话、电脑等声光刺激便会导致人频繁醒来，而一旦醒来，要再深睡便困难了；或者，有时还有点睡意的，刚好电视播着好看的电视剧，或 QQ、微信上，刚好有个"她"或"他"上线了，结果人就越来越精神了。

但是，无法改变的是，第二天一早还是要照常起床上学上班。可以想象，白天的学习和工作状态自然不好。长此以往，晚上睡不好、白天犯困、记性不好、注意力不集中，严重点就情绪不稳、面容憔悴、体弱多病，再进一步成绩下降、创造力减弱、社会功能减退、不愿见人、不愿讲话甚至辍学、辞工。这不是危言耸听，经常睡垃圾觉的人终将为自己的行为买单。

世界卫生组织的报告指出，影响人健康长寿的各种因素中，60% 取决于生活方式。生活已经有那么多不得已的理由，让我们不得不压榨自己的睡眠，就不要再因为一些原本可避免的理由，再去雪上加霜了。

补睡，可回收的垃圾

说回最近关于"垃圾睡眠"的报道。

"醒来后，想着再'赖会儿床'；晚上不睡白天补，工作日不睡周末补；晚上熬夜到头昏脑涨，倒头便睡。"

的确，这些都是不良的睡眠卫生行为，不可能带来高质量的睡眠，可以说是"垃圾睡眠"。

暂时没有被上述不良睡眠习惯带来的后果所伤的人会认为，这只是危言耸听，继续我行我素。

而原本睡眠不足的人，则可能更加焦虑，导致失眠加重。

或者，偶尔加班熬夜，导致当晚睡眠不足的人，第二天困倦不已，却因为该不该补睡而左右为难：补吧，垃圾睡眠不好；不补吧，又实在控制不住睡意，唯有强撑着或靠喝咖啡来提神。

其实，在这种情况下，最好的办法还是"排除万难，争取睡觉"，而且一定要关掉所有的电子产品。哪怕只有几十分钟，也会将欠下的"睡眠债"还上很多。就像文章开头，本人所为，亡羊补牢，丢一羊，总归比丢一圈羊好。我的"补睡"，至少还了不少"快速眼动睡眠"债，补回了不少精力，某种程度上也算是将这些可回收的垃圾睡眠变废为宝了。

必须强调的是：为了自己的健康，这种特殊事件还是越少越好，持续时间也越短越好。毕竟，规律的作息时间和良好的睡眠卫生，才是高质量的健康睡眠的根本保证。千万不要把金子一般的睡眠时间变成垃圾！

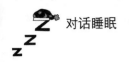

无心睡眠——祸起网络社交

　　网络平台的层出不穷，把越来越多的人从睡眠中"叫"醒，无心睡眠。对网络的持续关注、又爱又恨和欲罢不能，让越来越多的人睡眠受到干扰，甚至出现失眠、噩梦。

　　"再看五分钟就好"，这样的念头闪过，手就在屏幕上划过来再划过去，眼睛都睁不开了还在继续刷，不知不觉一玩就是几个小时，直接导致睡眠时间减少。网络平台上的信息往往夹带着各种情绪，杂乱无章的信息涌入，无论是用带情绪的措辞自己写或是围观他人写的内容，都可能会影响个人心情，导致大脑兴奋程度增高，无法安心睡眠。另外，长时间用电脑、手机时，会不自觉地一直固定某个姿势，让个别肌肉群特别紧张，玩的时候不觉得，之后就会腰酸背痛、手指关节不适、眼睛不适等，都会影响睡眠。

对策：睡前把自己身心"放空"

　　一方面，睡前把自己"放空"。花30分钟左右的时间，让自己放松下来，不要让大脑太兴奋。此时不要去想工作、不挂念家人、不高声说话，并关掉电子设备。睡前可以散步、冥想。

　　另一方面，睡前放空大脑的同时，把心情放空。尤其是不要让自己受到更多新的刺激，避免导致情绪上的变化。如避免生气，因为睡前生气发怒，会使人心跳加快、呼吸急促、思绪万千，以致难以入睡。也不要看刺激性强的电影、电视、书籍，不要长时间打电话。

对策：远离电子产品，清理垃圾睡眠

很多人睡前除了玩些电子产品就不知道干什么好。现代研究表明，正是电子产品导致了质量不高的垃圾睡眠。

针对电子产品对睡眠的干扰，英国报道，人们在睡前玩手机、频繁发送电子邮件和短信，会影响睡眠质量，使第二天情绪变差，易焦虑、沮丧。尤其对青少年来说，这种不良影响更大，会导致白天出现认知或情绪问题，如多动、焦虑、学习困难等。

发短信、看电视、玩游戏是 63% 的美国人没有得到足够睡眠的原因。美国国家睡眠基金会发布的一项调查结果显示，高达 95% 的美国人在睡觉前接触一小时左右的数码产品，包括电视、手机、电脑、游戏机等。但事实上，这些高科技小玩意会对人的睡眠造成负面影响，导致睡眠时间不够以及睡得不安稳。

这样的睡眠造成的结果包括：声光刺激干扰睡眠，使人频繁醒来；一旦醒来，再睡就难了；白天精神差、社会功能受影响；有些人出现亚健康；更有甚者出现身心疾病等。

在欧美，很多睡眠专家开始关注电子产品使用与睡眠之间的联系，认为使用此类设备是影响人们进入深度睡眠的部分原因。因为电子产品具有发光屏幕，人工光源提高了人的警觉性，阻碍了人体释放深度睡眠所需的褪黑素，从而无法很好入睡。

此外，在睡前查看令人气愤的电子邮件或微博，也会影响睡眠。玩游戏无法过某一关的沮丧，或者在互联网上遇到影响心情的事情，都是影响睡眠的因素。

英国睡眠专家的清理"睡眠垃圾"处方

（1）限制（尤其是孩子）每周看电视的次数和时间。

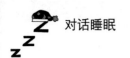

（2）进行有规律的锻炼，每周3次，每次20分钟的锻炼对睡眠会有帮助。

（3）制订一个作息计划表，养成良好的生活规律非常有益于入睡。

（4）准备一张合适的床。

让孩子记住：青春期养成的习惯往往能伴随一生，一个好的睡眠习惯会让你一生受益。

一宿难眠——祸起"过电影"

阿芳一直是个很听话的女孩子。在家的时候听父母话，上学的时候听老师话，工作的时候听上司话。不知是该庆幸还是该抱怨，父母、老师和上司有一个共同的要求，就是让她晚上睡觉前把白天的事情总结一下，把第二天要做的事情计划一下。于是阿芳从上学时就养成习惯，晚上睡觉前要把白天的功课在脑子里回忆一下，形象地说就是"过电影"。上班以后，阿芳睡觉前想的事情就更多了。

以前也还好，想一会儿就慢慢睡着了。但最近几年，阿芳发现入睡需要的时间越来越长，有时候想想一些琐碎的事情也睡不着了。而且，"过电影"的内容越来越不由自己控制，有时甚至会想到心慌意乱必须起床。她几乎天天晚上都做梦，梦见的多是一些琐事，有时候梦见稀奇古怪的事情甚至会惊醒。白天感觉疲累，很没有精神，老觉得全身都不舒服，也经常感冒，容易发脾气。越是难入睡，越是担心影响第二天的容貌和工作表现，带着这些问题，阿芳找到医生，咨询为什么自己的好觉变成了回忆。

睡前习惯性回忆，弊大于利

阿芳的问题其实是很多人都遇到过的，程度可能有所不同而已。我们从小到大，很多老师、家长都语重心长地不断教育我们："睡前躺在床上，要把白天学过的重点知识回忆一下，这样才是一个好学生，才能有好成绩。"不少榜样学生在介绍自己的学习经验时，也会将这种行为纳入其中。睡前习惯性回忆或想问题，貌似很有帮助，实际上却是一种后天习得性睡眠卫生不良，长久下来，对健康而言弊远大于利。

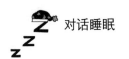

睡前过多考虑学习、工作和生活上的事情，尤其是涉及各种细节，会令大脑太过兴奋，很难平静，即便入睡，也容易出现浅睡、多梦、噩梦等。如果伴有明显的情绪反应，或对失眠及其后果过分担心恐惧等，都可能引发和加重失眠。

不忽视，也不过分关注

临床上我们会遇到很多像阿芳这样的案例，我们身边也有很多，甚至我们自己，也可能会在某些特定的时刻成为"阿芳"。我刚到深圳的那段时间，每天脑子里就被各种各样大大小小的事情填满，已经刻意调整睡前至少半个小时把自己"放空"，仍是有些琐碎的念头会自己冒出来。我很清楚这是自然的应激反应，所以不会太刻意去反抗，数日之后，恢复平静。

我建议患者们不要去强撑，也不要忽视这种现象。正确的处理应是不忽视也不过分关注，避免过度紧张和担忧，尽早咨询专业人士，及时调整，切忌讳疾忌医或者乱投医，更不能自我药疗，滥用安眠药或其他助眠药。

尝试采用"角色清单法"

早期症状轻微时可以在医生的指导下采取些自我松弛和调整的方法。建议将类似自我总结或安排之类的环节放在上班后半小时或者睡前两小时以前，睡前尽可能"放空"，放下所有能够放下的心理包袱。

可以尝试采用"角色清单法"，具体来说就是充分利用纸和笔，把脑子里困扰和纠结的事情写出来，然后尝试把自己抽身出来，作为旁观者和专业人士来分析和处理这些事情，规定自己考虑这些问题的大概时间，其他时间就努力想办法做点其他事情。可以先在白天进行训练。

　　另外，白天最好是能够动起来，加强锻炼，改变静态生活方式。如果情绪问题比较明显，可以采用心理治疗和 / 或药物治疗。梦是情绪最好的体现，此种状况一般随着情绪改善会逐渐缓解。

　　不想好觉成为回忆，就不要养成睡前回忆的习惯。若一旦养成这种不良习惯，最重要的就是坦然面对，积极治疗，相信终有一日，失眠将变成回忆。

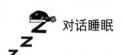

对话睡眠

江医生睡眠信箱

"想"出来的失眠

患者小黄来信：

江医生，您好！我以前从来不知道睡不着觉是什么感觉，最近知道了，而且我这失眠，大家都说是我自己"想"出来的。上周末不知道怎么回事，差不多天亮了才迷迷糊糊地睡了一小会儿。这几天一有空就会去想自己为什么会睡不着，但怎么也想不明白。我的工作顺利，赚的钱够花，身体健康，生活很幸福，我也不是一个小心眼的人，没有什么特别想不开的，应该属于幸福指数比较高的人，按理说每晚都能睡个好觉。可我为什么就睡不着了呢？难不成白天做过什么或是吃过什么会影响睡眠？但反反复复回忆或者向旁人求证都没有发现特别之处。真是奇怪！昨晚，很不幸的是，在我还没有想清楚自己为什么失眠的时候，天又亮了，换句话说，我已经连续好几天都失眠了。这样下去可怎么办啊？我要不要去看看医生吃点药啊？

江医生回信：

小黄，你好！首先要说的是，无论你各方面的条件是怎样的，都有可能患病。在这一点上人人平等。其次，偶尔失眠是每个人都可能遭遇的，有的有明显的诱因，有的根本没什么相关。如果只是极偶然出现，则可以泰然处之，放松身心，及时

044

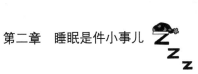

调整一段时间，通常都可缓解。如果过度纠结或是关注反倒会加重睡觉前的"心理包袱"，产生恶性循环，反倒真的让自己"想"出病来了。如果症状频繁出现，或是程度较重，或是自我调整感觉有些困难或没有头绪，或是希望从一开始就得到专业指导的话，还是建议尽早看医生，当面诊治，与医生充分沟通才有可能"主动应对"，及早摆脱失眠的困扰。祝早日康复！

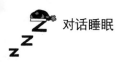

长夜漫漫，睡不着：

一定是因为有心事吗？

百口莫辩的幸福小吴

小吴是个有多重身份的妈妈，有份朝九晚五的工作，是自己喜欢的，工作压力也不大，福利也算过得去。下了班有时喜欢做做副业，卖些母婴产品。她倒不是为了赚钱，只是因为自己也要用，用得好的就顺便介绍给大家，也不求什么业绩。家人对她很好，孩子也很听话。总之，属于蜜糖生活的核心，用闺蜜的话讲，哀怨都找不到借口。

在今年9月份之前，小吴一直也是日子过得滋润轻松。然而，某个没什么特别的夜晚，小吴突然失眠。长夜漫漫，翻来覆去都睡不着。

家人、朋友、同事都很关心她，每个人都问她是不是有啥心事，都劝她不要想太多事情。小吴左思右想，自己真的没有什么心事，睡觉前也没有想什么特别的，头脑一片空白，但就是无法入睡啊！不过，怎么说大家都不相信，反倒让小吴为此困扰不已，连续好几个晚上都睡不着，白天没精打采的，注意力有时不集中，记性也差了。

不是每个人的失眠都是心事惹的祸

的确，有心事、多虑、情绪问题等都是失眠的常见原因，但并不是每个失眠的人都是有心事。人们习惯把睡不着贴上"有心事"的标签，很容易就主观臆断，想当然地去猜测，结果非但帮不了失眠的人，反而给他们增添了烦恼。这种烦恼和沟通不畅，往往会引发情绪问题，导致睡前真的有了"心事"。结果，后来的失眠很大程度是因为这个"心事"了。

有些失眠，是因为睡眠卫生不良。比方说，睡前刷几个小时的朋友圈或视频。小吴睡前习惯刷一个小时左右的朋友圈及和朋友聊天，以此打发时间，沟通感情，推销产品。几年了好像影响也不大。殊不知，这些"每日一刷"就像钝刀子划镜面，时间久了，镜面就花了，人也养成了不良的睡眠习惯。

睡眠的调节能力随年龄增长是逐渐减弱的。年轻时睡前就算玩游戏或是看电影，倒在床上也能很快睡着。年纪渐长，有时入睡需要的时间就长了一些，睡不踏实的情况也多了些，梦也跟着多起来。

当然，失眠还有很多种原因。包括身体不适、月经、妊娠等，甚至晚餐、天气、环境改变等，都可能会引起一过性或持续时间较长的失眠。

失眠的确伤身，但偶尔失眠不必太紧张，长期失眠则须重视并及时调整

失眠的确伤身，有各种不良影响。比方说，小吴的精神、注意力、记忆力不佳等都跟睡眠不好有关。临床中还可以见到其他的身心影响，如多种慢性病。但偶尔失眠不必太紧张，不要自己吓自己。当然，失眠需要重视，这是健康的警示灯，提示人们注意自己是否存在睡眠卫生不良等，稍稍思考近期与以往的生活相比有何变化，必要时咨询一下专业医师，需要调整就尽快调整。

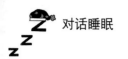

江医生给"小吴们"的三个建议

✓ **重视睡眠卫生**。不管睡前一小时刷朋友圈和聊天到底在小吴这次的失眠中起了多大作用，可以肯定的是这种做法属于睡眠卫生不良，对睡眠不利。有很多研究和实例已经证实手机对睡眠的影响。所以，朋友圈不刷也罢。

✓ **放下心理负担**。不必太在意是否有心事，也不必去跟亲朋好友"力证"自己没心事也会失眠。将医生的专业建议转告大家即可。太关注与纠结焦虑，对失眠于事无补，只会加重病情。

✓ **找到专业医生**。这是最重要的一点。从正规渠道了解相关知识，在专业医生的指导下，查找病因，去除不利于睡眠的因素，学习帮助睡眠的技巧。失眠很烦，但解决方法也有很多，如药物治疗、心理治疗和物理治疗等，只要找到正确的方法，一定可以快速"摆脱"失眠。

午觉，你还在趴着睡吗?

午睡，是不少白领、学生每天必做的一件事。在大多数人眼里，午睡不仅可以让身体短暂休憩，还能使下午的工作和学习不至于哈欠连天。但因条件有限或贪图省事，不少人只能趴在桌子上睡觉。殊不知，长期趴着睡对身体有很多的弊端。

首先，午睡是要有的，非常重要且必不可少

曾经有种观点认为午睡是懒惰的表现，是浪费时间。但越来越多的研究结果证实，午睡对个体来说是非常重要且必不可少的。加州大学河滨分校心理学教授 Sara Mednick 研究小组发现午睡会增强记忆力，而且相比不午睡的人，午睡后的参与者更有可能积极回答具有创造性的问题。换句话说，午睡有助于实验对象思维更灵活。

午睡时间长短没有特殊限制，但原则上不超过一小时，成年人最好控制在半小时以内。

午睡并不是越长越好。睡的时间长了，容易进入深睡眠或快速眼动睡眠阶段，这些阶段人体的肌张力降低，心跳呼吸等不均匀，如果进入这些阶段并从这些阶段醒来的话，很多时候会感觉全身无力、心慌不适，有的人甚至郁郁寡欢、无精打采。

午睡的时间长短是可以人为训练的。如果客观环境不允许充足的午睡，可以训练自己逐渐减少午睡时间，甚至打个盹就可以了。

其次，午睡还是午休?

相比"午睡"这个词儿来说，"午休"更准确、更有利于健康和疾病治疗，因为这样，中午休息的目的就指向"休"而非"睡"。有

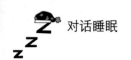

的人，中午就算用尽"洪荒之力"也无法入睡，还让自己各种不舒服，尤其是失眠焦虑的病人，中午越睡不着越着急，甚至影响当天下午和晚上的情绪，继而影响夜间睡眠，导致恶性循环。

"午休"，意思就是有"休息"就可以了，不一定要"睡着"。休息包括精神放松、机体松弛，就算是做广播体操，最后一节还是放松运动呢。忙了一上午，中午休息放松一下是要有的。人休息的时候，心、胃、肠等也会接收到"休息"的信号，不会那么拼命工作。所以，作息规律有午休的人，通常不会有那么多心血管和消化系统疾病。

"松身休心"是午休的目标和关键技巧。工作人群和学生们有时候中午可能还有不少工作或是功课没有做完，有的人即便没有放弃午睡，脑子也还是十分活跃。这时候首先要端正自己的态度，重视和保护好自己的"午休时间"。对于头脑中出现的各种工作、文件、作业等，不用理会，不必强压，专注让自己的呼吸平和或是肌肉放松，也许，那些念头不知什么时候就少了甚至没了呢！

睡醒后最好能够到户外去走一下，或者做些自己喜欢的事情，尽快恢复精神抖擞的状态。

午睡是个技术活儿，不能想睡就睡，得讲究。

既然是午睡，就是中午时间段的休息。有些人喜欢中午吃喝玩乐，下午三四点钟玩够了才去睡（下）午觉，结果晚上变成了夜猫子。所以，建议午睡选择在中午一点到两点半之间进行。

而且，就算时间再紧张，也不建议午餐后马上睡觉，要先消消食才行。

最后，午觉，"趴着睡"该改一改了！

趴着的体位，部分身体肌肉处于持续绷紧运动的状态。参加军训的人都知道，练军姿的时间久了，部分肌肉会持续拉伸疼痛。下肢一直处于下垂位，至于"脑袋"的重量对胳膊的压迫就更不用说了，血液回流也会受影响。

所以，午睡的时候，尽可能把自己"放平"，能放多平就多平。有床就躺着，没床就仰着，脚下找点东西垫着。还有各种的午睡利器能够帮助自己找到"睡在床上、躺在枕头上"的感觉。但购买时要注意选择，比如有些头套不但很难达到这种目的，甚至可能使呼吸受影响，让人有窒息感。

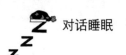
 江医生睡眠信箱

忙碌的上班族：忙起来中午睡不着怎么办？

患者小文来信：

江医生，您好！我是个普通的办公室文员，平时工作也不算忙，中午我们有两个多小时的时间吃饭休息。虽然没有床，我只是趴在桌子上睡觉，但一般都还能睡上一个小时左右，醒来就很有精神。

最近单位有一个大项目，工作上的事情比较多，每次中午都是匆匆忙忙吃完饭，然后就急急忙忙趴在桌子上希望能睡上一觉，睡足觉了下午才有精神，不然根本做不完工作还得加班。但越是这样想，我却越是睡不着，趴在桌上满脑子都是各种各样的文件，比睁着眼还清醒，但等我说不睡了起来时，却又困得不行。这样趴下、起来地折腾来折腾去，还没睡着就已经到下午上班时间了，整个下午就真的无精打采、错误不断。

医生，请问我该怎么办啊？这样下去说不定工作都没了呢！

江医生回信：适度调整目标和应对策略，在变与不变中持续前行

小文，你好！我们每个人都会遇到有事需要我们去操心劳力，或为工作，或为家庭，或为感情，或为亲朋好友。其间，生活节奏和方式可能会发生很大变化。这个时候，如何调整和应对就变得至关重要了。

你工作上的变化对原有的午睡习惯造成了一些冲击，但毕竟你还有时间午睡，对吗？所以，我们现在急需调整的关键，就是适度调整午睡的目标和应对策略。具体来说，原来习惯的午睡尽可能保留，睡前悠哉悠哉的准备也跟以往基本一样，但对"睡着"的时间长短不必强求，多久都行，眯几分钟都可以，反正放松一下身体养养神就好。这样一想，"中午要睡着一小时"的压力就能随之减少，你才有可能保持平和放松的状态，好好睡个午觉。

对于头脑中出现的各种工作、文件、念头等，不用理会，不必强压，也许，反而就少了甚至没了呢。你可以试试。

松弛训练、清单法、时间管理等非常有用的技巧都是平时的功夫，掌握需要反复训练，不适合临时拿来抱佛脚，否则有可能事与愿违，建议用已经掌握的方法来放松自己的身心。当然，如果虽忙但仍有时间来学习训练的话，不妨每天花点时间来训练，有需求的时候训练才有动力。

有条件的话，可以尽早寻求专科医生的帮助，不必等。

关于午睡还有几个小建议：

✓ 如果有可能，最好平卧。

✓ 午饭后休息一会儿再去睡觉。

✓ 睡得着就睡，睡不着就闭目养神。

✓ 限制午睡时间，成年人就算有足够的时间，午睡也建议在半小时左右。

✓ 睡醒后最好能够到户外去走一下，或者做些自己喜欢的事情，尽快恢复精神抖擞的状态。

放心吧，尽快调整好，工作不会因此丢了的。

第三章

睡眠是件有意思的事儿

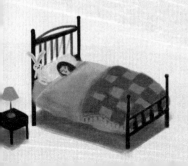

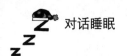
 江医生睡眠信箱

送给所有被梦困扰的人

患者阿红来信：

江医生，您好！我几乎每天晚上都要做些稀奇古怪的梦，这问题困扰我差不多十年了，最近更是频繁出现。印象比较深刻的梦有：坐上了火车却发现车次错了，或者去的是不同方向；织毛衣总是漏针或脱线，而且织到袖子时突然不晓得怎样分针了，有的时候总觉得毛衣织得不够漂亮合身，结果总是拆了又织、织了又拆的；我去一个地方，原本以为要经过的只是个小水沟，但真正走到水沟中间的时候却发现，水其实很深很浑，我老公把我拉住，没有继续往前走了，我妈在岸上叫我们回去，结果我就停在水沟中间。醒来的时候，会觉得心里特别不舒服。请问这是怎么回事啊？

江医生回信：

阿红，你好！梦是心的直接表述者，表现形式可能是直接的，也可能是"整形"过后的。有些梦是某种情绪的表达和释放。你所描述的几个梦，所蕴藏的信息可能很多，不能妄加推断。建议面诊，与医生详细讨论。

有几个"理论性建议"，希望能够给你一些启示：有些事情的发展总是不按照计划，有些错误和失误也会经常存在，有些倒退也是可能存在的。学习接受自己和他人的不完美，学习做"粗计划"和"细调整"，学习明白进退其实都有其存在的理由和价值，所需要的只是我们用心去发掘。也许事情会有所不同。如果反复做同一个梦或类似的梦，就再来讨论如何处理。如果只是一过性出现，那就由着它们吧。

回归平静需要时间。一起努力吧！

日有所思，夜有所梦？

患者小妮来信：

江医生，您好！我最近总做些奇怪的梦。比方说，有一天我梦到春节回家我各种可能的途径买票，对方却总是让我等消息，等了一段时间之后又说无法购买。后来有一天我竟然在马路上捡到一张票，但没有办法确认是真是假，而我竟然拿着那张火车票去了飞机场。工作人员问我的时候我立刻从梦里惊醒了。这个梦让我一头雾水。人都说日有所思夜有所梦，但今年春节我根本就没有打算回老家，更不会拿着火车票去飞机场啊。最近这段时间，类似的梦做了好多次，请问是怎么回事呀？

江医生回信：

小妮，你好！虽说"日有所思夜有所梦"的说法有一定科学依据，但梦从来都是很顽皮的，可能会以多种多样的姿态出现。

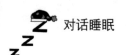

由于来信只是单方向的，没有办法对某些细节一一核实和探究。现就你所说的梦最常见的可能原因罗列如下：

● 虽然今年春节可能是因为某些主观和客观的理由没有打算回老家，但也可能内心还是希望回老家或是见到家里人，所以会"有所梦"。

● 可能是近来有意无意地接触太多与买票、假票有关的信息，所以会"有所梦"。

● 可能是工作或生活中的某些事件对你情绪和心理产生了影响，变个脸，在梦里以"票"的事件展现。

梦多，病藏？

梦醒时分，亦真亦幻

生活中，不少人都曾经有过多梦的体验，甚至有些人自幼一直多梦。

有的人觉得做梦就是没睡好，有的人却认为不做梦就是没睡着。有的人梦见自己去旅游，在宾馆里竟然尿床了，一下子惊醒，结果当真感觉自己有便意，上厕所回来后，竟然能把刚才的梦继续做下去；有人梦醒的那一瞬间会出现一刹那的"迷糊"，不知身在何处，不知何年何月，不知是梦是醒，分不清是梦境还是现实。这种感觉常常令人感到迷惑、不安甚至恐惧。

不同的人，对梦的应对和处理也大不相同。有人泰然处之，与梦相伴随行，甚至乐在其中；有人担心不已，到处求医问药。不少人由于害怕某种不舒服的经历和体验再次出现而不断去关注和挖掘，希望能够找到原因从而令其彻底消失，结果往往事与愿违。

其实，从某个角度上讲，我们所梦、所想、所忆有时候与现实可能会混在一起，难分彼此。我们做梦的时候，对自身内外环境是有部分感知的，但梦境不一定是这些信息完整、直接的呈现。居住环境嘈杂，或身体不适，或睡眠姿势、寝具等因素的影响，都可能产生某种感知，影响梦的内容，令其与现实更加难以区分。

而且，梦也是个很奇怪的东西，你越去关注，它就越频繁出现，或者越是离奇古怪。正如睡眠一样，你越是害怕失眠，越是期望睡个好觉，却往往越是睡不好觉。

所以，如果梦只是偶尔出现，或者只是些很平常的梦，醒来也没有感觉什么特殊不适的话，着实不需要太过紧张或是恐惧。

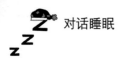

梦与梦感，如影相随

一般来说，睡眠阶段可分为两部分：无梦或少梦的非快速眼动睡眠期、有梦或多梦的快速眼动睡眠期。正常成人每晚的睡眠通常有 4～6 个睡眠周期，换句话说，每晚的睡梦中至少有 4～6 个梦。但是，并非所有人都会有梦的体验，也并非所有的梦都能够在醒来时被记起。

醒来时如有梦的体验，则称为有梦感。一般来说，在快速眼动睡眠期后紧接着进入觉醒或微觉醒阶段，人醒来时都会有梦感。情绪问题可引起快速眼动睡眠明显活跃，在快速眼动睡眠期后出现觉醒或微觉醒的概率会大大增加；而睡眠各阶段，尤其是快速眼动睡眠期频繁被觉醒或微觉醒所打乱的话，都会导致出现梦感的概率大增。这也是神经衰弱、情感障碍或焦虑障碍等病人容易出现多梦症状的可能机理之一。

梦之于梦感，就如同物体之于影子。但影子与物体并不总是一一对应的，甚至有时会出现各种偏差，我们见到很长很多的影子之时，不见得物体就一定很高很多，也许很矮的一个物体也能产生很高很多的影子，只是光照的角度和光源多少不同而已。梦感也是如此，梦感明显并非就等于梦多。

带有强迫色彩思维模式的病人，往往会将"梦感明显"等同于"失眠""严重的睡眠障碍"。显而易见，接踵而来的就是焦虑和抑郁等情绪的加重，梦及梦感发生的概率也随之明显增加，结果形成恶性循环。

梦回萦绕，及时就医

梦，有可能只是睡眠过程中对身体内外环境的正常感知而已。

梦，有可能帮助我们了解很多清醒状态下刻意掩饰或回避的"心结"，从而给治疗提供佐证或突破口。

　　梦，也有可能帮助我们及早识别某些严重的不可逆的神经变性病，如帕金森综合征或阿尔茨海默病。

　　…………

　　对于非专业人士而言，明确区分梦到底意味着什么并不是件容易的事情。是否是病、是否需要就医，最简单可行的判别标准是当事人及其身边人是否为此感到困扰，梦是否严重影响到当事人醒来后的精神状态和表现等，以及是否突然出现或者改变的。如是，则应及时就医，有效地处理可能存在的病因及主要影响因素。

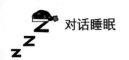

美梦成真：

想成功，做个梦吧

有时，我们可能会听见别人自嘲说"我只是在做梦而已"。他的意思是说，这想象只是停留在梦里，离现实还有十万八千里远。

可是，一些梦却能对我们的行动产生重大影响。怎样看待这些非同寻常的梦便成了一个值得探讨的话题。

日有所思，终遇稀奇之梦

梦可能是与爱情一样古老而经久不衰的话题，人类对释梦的尝试也一直没有停止过。绝大多数人的绝大多数梦，基本上就遗留在睡眠中，醒来能够记得的甚少，能够产生巨大影响，并被载入史册的更是少之又少。不过，有几个非常著名的梦却值得一提。

1825年，英国科学家法拉第发现苯。之后几十年，人们一直都不太清楚其分子结构。德国化学家凯库勒也是百思不得其解。1864年，在一次打盹时，他梦见原子和分子像蛇一样咬住自己的尾巴在跳舞，醒来之后他灵机一动，推测出苯分子是环状结构的。

元素周期表也是俄国的门捷列夫梦出来的。有一次，他几天没睡觉，苦苦思索着那些已知元素之间的规律，后来，他实在很疲倦，便倒头大睡。在梦里，他看见一张表，元素们纷纷落在合适的格子里。醒来后，他立刻记下了这个表的特征：元素的性质随原子序数的递增，呈现有规律的变化。

这两个梦，用某些科学家的话讲，可能是睡前大脑皮层的兴奋点在入睡后继续保持，用心理学家的话讲，可能与潜意识有关，而用老百姓的话讲，就是日有所思夜有所梦，或者是所谓的托梦。

灵感，来自梦中"奔跑的马"

我尝试用另外一种方式来解释。

当我们日思夜想某个问题时，整个身心都会沉浸于某种状态中，难免会有很多想法和思路，这像一团乱麻萦绕在脑海里。这时候的人常常心浮气躁、难以取舍，但越是如此越是凌乱。当疲劳来袭时，我们便自然睡着了，睡前万马奔腾一般的大脑活动也逐渐平静，不过，仍在"奔跑"的，却是自己深深萦绕在脑海的想法。醒来后，还可以驾驭这匹激动人心的、仍在"奔跑的马"，则非平常人所能。

不排除很多科学家都曾有过类似的梦境体验，但并非每个曾经被"托"过此类梦的人都能像凯库勒或者门捷列夫一样，将这些梦中的关键要素抓住，醒来后马上记录下来，然后论证、整理、发表……所有的过程，每一个细节，都需要有天赋、努力和积累。很多普通人和伟人都曾梦见蝴蝶，唯独庄周梦了一回蝶后，便在《齐物论》中留下庄周梦蝶的千古美谈。

"托梦"，反映了个体内心的诉求

我们不是什么科学家，也不是什么哲学家、文学家，但我们的梦照样可以为我们所用，以解决自身或他人大大小小的问题。也许有时候，"托梦"也会成为我们做出某些决定的借口。

周先生的故事听起来有点像电视剧里的情节。他自小生活在传统的大家族里，接受了各种道德礼仪和规范的教育。婚姻是遵父母之命的，对方也算得上贤良淑德，却实在是与自己心仪的女子相距甚远。周先生曾经多次跟父亲提过离婚的事，但总是刚一张口就被打断。

周先生说自己婚后一直做着各种各样的噩梦和怪梦，动辄被人打得头破血流，或被人捆绑得动弹不了，或自己变成一个血腥的超

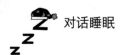

级战士，拿着机关枪横扫一片。早些年时，睡醒了或者半夜梦惊醒后，很快就能平复，白天的精神状态也能保持良好。然而，最近这几年，半夜惊醒之后往往很难再入睡，白天时，精神经常很差。他开始找我，只是想咨询有关噩梦的问题，却被我查出一大堆情绪问题的症状。

周先生第二次见我，是陪同一个朋友来就诊的。他很主动地介绍自己近来的情况。"几个月前，我有晚梦见已经去世的父亲，一言不发地看着我们夫妻俩，然后叹了口气，摆了摆手，转身就走了。我醒来后想了很久，觉得这是父亲托梦给我，允许我解除婚姻关系。然后就开始办离婚手续，还算顺利。到现在大半个月的时间了，那些怪梦、噩梦都没有再出现了，我想以后都不会再受这些梦的困扰了。"

周先生的那些梦是否就一定是他的所谓不幸福不顺心的婚姻所致呢？今后的日子里，他是否就真的不会再出现类似的梦呢？我觉得目前下定论还为时尚早，因为据我此前了解的信息而言，周先生的梦只有部分是与他的婚姻有关。遗憾的是，他目前仍然坚持认为父亲的"托梦"已经帮他彻底解决了困扰他多年的问题。不过，从某个角度来讲，梦能够被这样解释和利用，实际上也真实地反映了他的内心意愿。

有时，睡眠科的医生也尝试从临床的角度解答一些梦。梦境的内容和出现的前提自然是医生关注的焦点，但更重要的是，我们更注重去帮助人们正确对待和利用这些梦，形成良性的行动，乃至解决问题。

梦境成真，不一定是好事

假如梦被"付诸实践"

梦想与梦之间的距离，实际上就是清醒与睡眠之间的距离。

生理学意义上的梦，几乎都是与多导睡眠图中的快速眼动睡眠相关的。从检查指标来说，最大的特点就是有快速眼球运动、脑电类似浅睡和肌电信号最弱。通俗一点说，就是"安静地做梦"。无论梦中如何生动逼真，甚至与人发生激烈的冲突，但由于肌张力极低，这都无法真正实施，所以，除了眼球运动快些，呼吸、心跳和血压等可能有些不稳定之外，外表上看，个体只是一动不动地躺着。这种貌似不协调的生理特征，实际上是对个体和他人最好的保护。

然而，若是肌张力降低不明显，甚至不降低，也就是说，梦见什么，大脑就发出什么指令，相应肌肉就执行指令的话，就有可能出现各种各样意想不到的后果，除了常规的说梦话以外，还存在伸手、抓握、拍击、做手势、踢腿、坐起、跃下床、爬行等。

不由自主的"家庭暴力"

何伯是一名退休干部，温文尔雅，一辈子对妻子疼爱有加，羡煞旁人。最近几年却不知为何，经常晚上睡觉时大喊大叫，拳打脚踢，有时会突然从床上跳起来，有时甚至会把妻子打得鼻青脸肿，醒来却全然不知。不是道歉就是作保证，一睡着又故态复萌。很多不了解内情的人往往会用一种奇怪的眼神看何伯夫妻俩，背后的议论自然是难免。一个偶然的机会，他们听说这可能是一种病，于是辗转找到医生。通过多导睡眠图的检查后，证实何伯患上了快速眼

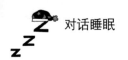

动睡眠行为障碍（RBD）。

1986 年 Schenck 等人首次作出描述，认为这是人类睡眠障碍的一种单独类型。该病可发生于任何年龄，但相关报道提示多见于 50～70 岁的老人，男多于女。有报道估计，在一般人群中，患病率约 0.38%，在老年人群中，患病率大约是 0.5%。

患者睡眠中会出现生动的暴力梦境，同时出现与之相应的暴力行为，即将梦境付诸现实，伤及别人的同时也伤及自己。比如，有的病人梦见跳水就直接从床上跳下来做跳水状，结果摔伤自己。

RBD，天下众人不识君

RBD 在公众中的知晓率较低。很多病人不知道自己是患上了这种睡眠疾病，还以为自己是道德败坏或者担心自己真的会去杀人放火，不敢出差或旅游，不敢告诉别人，不知道需要看医生或者看什么科的医生。有的人甚至每天睡觉前都想办法把自己绑在床上，发作频繁时往往不敢睡觉，导致其他类型的睡眠障碍产生，甚至继发抑郁、焦虑等情绪问题。

RBD 典型症状一般在入睡 90 分钟以后出现，拳打脚踢等突发的暴力行为出现在快速眼动睡眠期。如果此时被唤醒，病人可以生动地回忆刚刚梦中的情景。与之相似的疾病包括睡眠相关的癫痫发作、睡行症、梦魇、睡眠恐怖、惊恐发作、睡眠呼吸暂停低通气综合征等，需要一一鉴别。

RBD 分为特发性和继发性两大类型。文献报道 60% 的 RBD 病例为特发性，其他病例可能继发于多种神经系统疾病，如阿尔茨海默病、帕金森综合征、脑干肿瘤、多发性硬化、缺血性脑血管病等。目前研究结果已证实，RBD 可先于或与神经变性疾病同时发生。

临床上还把 RBD 分为急性和慢性两大类。急性 RBD 通常和药物治疗的毒性反应、药物滥用、药物戒断相关。慢性 RBD 更为常见，病程呈进行性，自发缓解的情况罕见。

一颗小药丸，摆平"暴力"

无论 RBD 的发生如何令人不解，或者症状多么复杂，或者某些学者的研究结果是如何令人觉得前途迷茫，这种疾病一旦确诊，治疗却是一件相对简单的事情。小剂量的氯硝西泮（氯硝安定）对绝大部分 RBD 患者有疗效。有效剂量为 0.5 ~ 2mg。睡前口服，症状即可得到缓解。

不过，须强调的是，药物必须在专科医生的指导下才可使用，如果患者患的是睡眠呼吸暂停低通气综合征而非 RBD，这一颗小药丸，非但不能恢复平静生活，还极有可能导致严重后果，病人可能有生命危险。加上氯硝西泮本身是一种镇静催眠药，有依赖性，所以目前很多医生倾向选用其他安全性更好的制剂，比如褪黑激素。

此外，必须对环境做适当调整，加强安全防范。比如在床边地板上放上垫子，收好房间内的危险物品等。患者家人及同事朋友的宣传教育也非常重要，有力的社会支持对疾病的康复有不可忽视的帮助作用。

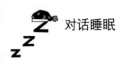

噩梦，让它成为"过去时"

美梦不一定会成真，噩梦也是。尽管如此，每当做了噩梦许多人仍对这大脑中预演的"将来时"恐惧不已，心神不宁。因此，我们需要科学认识噩梦，轻松待之。

超一半人偶尔做噩梦

梦的确是个神奇的现象。古往今来，因梦而生的文学作品、科学实验和理论等比比皆是。如何更好地对梦进行解析，或从梦境之中发现清醒时无法得知的疾病和治疗线索，一直是很多人非常关注的问题。争议难免会有，无论医生还是病人，甚至是学者本身，在某种程度上都是不同理论的受众。

任何年龄的人都可能做噩梦。儿童做噩梦最常见的原因是对上学和家庭生活的焦虑。而不良电视节目、父母离异、歧视、虐待等问题也常引起噩梦。成年人的噩梦则往往与情绪或躯体疾病、药物或物质滥用等有关。

国外有学者对 292 名大学生进行回顾性调查，结果发现 7.5% 的学生经常梦魇，58.2% 有时会出现；而梦魇和分离体验之间密切相关，童年的创伤体验对梦魇起着关键作用。

噩梦为何找上门

很多人以为做噩梦肯定有害，但有学者则提出，噩梦往往是焦虑、恐惧、内疚、痛苦等负面情感的一种表达和释放，换言之，噩梦有时可以起到情绪调节剂的作用。比如，梦见摔倒、溺水或被人追赶，自己却只能一动不动地站在原地，这是焦虑的表现。对做梦者来说，这个梦使他一部分的焦虑释放了。梦见在做一件永远也做不完的工作，说明做梦者可能太劳累，做完这个梦，他白天可能轻松一点。反复梦见一个特定的情景，意味着做梦者可能处于压抑中，做梦者也因此意识到压抑来源于这个特定的情景。

也有些人在生活中经历了创伤性事件后会做噩梦，即创伤后梦魇。这是非常普遍的，也是让病人最痛苦的症状之一。

早期认为，创伤后应激障碍（PTSD）病人的噩梦与半醒状态下的幻觉有关，进而认为噩梦发生在快速眼动睡眠期，甚至推测他们的睡眠障碍主要为快速眼动睡眠期障碍。而之后的研究却发现，PTSD 的噩梦还会来自非快速眼动睡眠期。PTSD 病人睡眠出现的躯体运动和周期性腿运动，可能与他们睡眠深度较浅、保持高警觉状态有关，因而容易受环境影响。成人大多主诉与创伤有关的噩梦、梦魇；儿童则常常无法叙述清楚噩梦的内容，时常从噩梦中惊醒，在梦中尖叫，也有出现头痛、胃肠不适等躯体症状。

除了压力和创伤性事件之外，还有很多因素会诱发或加重噩梦，比如睡眠卫生不良（如睡前看恐怖片）、药物、酒精、某些神经变性病（如帕金森综合征和阿尔茨海默病）等。

噩梦有时可帮助解决问题

有学者认为，梦魇是创伤事件的适应性应对策略之一，是最有用的梦。这一假说虽尚未得到公认，但在实际工作中有一定的应用价值。噩梦常迫使我们去面对自己清醒时不愿面对的问题，它们包含了一些必须要了解的信息。心理学家大卫说："当我们意识到噩梦引起的恐惧是我们对噩梦的反应，而不是梦中存在的邪恶时，我们就要充分利用噩梦。"

正确对待噩梦可以帮助我们解决一些现实生活中的问题。比如，

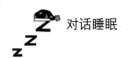

有个爱做考试梦的病人，在一次面试的前一晚做了一个考试梦，她梦见自己没有带准考证，结果被拦在考场外面，回家取已经来不及了，家里也没有人，就算有人也没有办法，因为她根本就记不起准考证放在哪里。梦里的她号啕大哭，结果因为这么一"哭"，她居然醒来了，一睁开眼睛，便立马下意识地跳下床去，检查自己的面试资料，果然发现自己没有带准考证。

又有个老做噩梦的病人阿强，个性如其名。在遭遇亲人突然病故之时，他强撑着去操办后事，不想家人担心自己，更"不想被人同情"。所以，白天的时候，在人前总是表现得很坚强、很洒脱，但到了夜里，他却总是梦见已经逝去的亲人再次遭遇各种不测，或者梦见自己杀人，又被人追杀。总之，夜间噩梦不断，他经常哭醒、吓醒或憋醒。阿强拒绝认为自己有情绪问题，反复强调自己只是过于操劳而已。然而，从噩梦入手进行治疗是医患双方都能接受的。经过一段时间的面谈和治疗，他最终能够直面自己的噩梦，也就依靠噩梦舒缓了自己的悲恸，重新平复了自己的内心，调整自己的生活。于是，噩梦就完成了自己的历史使命，从此消失不见。

解析梦境，战胜恐怖"预演"

单纯的噩梦并不可怕，解决白天的问题，改善睡眠环境等，都是减少噩梦行之有效的方法。除此之外，客观地解析梦境，有时也可以帮病人甩掉噩梦。主要步骤如下：

记下梦境：并不是所有的梦睡醒了都能记得，但一旦记起，尤其是令自己心神不宁或者恐惧的噩梦，无论这些记得的片段表面看起来有多支离破碎、离奇古怪，一定要第一时间写下来，能记得多少就写下多少。如果一连做几个噩梦，不管这些梦是不是相同或类似，能不能连得起来，都照记不误。

分析梦境：尝试阐释梦中的哪些内容与你内心的哪种情感、既往的哪些经历相关。如果是连续发生的，但看来并不相关的梦，尝试从其中找到些共同的东西。

　　面对梦境：学会面对梦中的危险，解除对噩梦的恐惧，以及预估实际发生时的各种负面情绪。这些是要在清醒和情绪相对稳定时进行的。要学会运用清单法，利用身边各种资源。

　　战胜梦境：执行，并不断调整。如何贯彻执行呢？自我暗示是其中一种较好的方法。这可以战胜某种焦虑或恐惧，准备好自己如果面临某种情境时可以采取的应对方法，不断训练，也许梦中就可以勇敢地面对同样或类似的情境了。

　　比如，如果反复梦见从高处坠落或坠崖继而惊醒，那就记下各种记得的细节以及最恐惧的时刻，用纸和笔来理顺、分析，列出各种可能的解决办法，像调整气息，放松神经和肌肉，告诉自己有超能力，即便从高处坠落或者坠入山谷都不会死，也不会受伤，甚至可以将坠落变为飞翔等。这样反复想象，并做好记录。当再次做这个梦时，也许就会有不同的结局。如果一次不管用，可以尝试多次，多几种想象方法。

　　至于复杂的噩梦，其之所以复杂，多是因为原因繁杂或者隐蔽，或是戴了太多的"假面具"，所以，若遇上这种情况，就只有留待专科医生处理了。

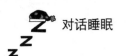 对话睡眠

 江医生睡眠信箱

我会不会真的一觉睡醒头发全掉光了？

患者小芳来信：

江医生，您好！我本来有着很漂亮的长发，一直引以为豪，有天晚上莫名其妙做了个梦，梦见一觉睡醒头发全没了，结果就吓醒了，摸摸头发还在，但吓得好久都不敢睡觉。好像从那天开始，我每天变得很在意自己是不是掉很多头发。结果越是害怕什么越来什么，我的头发每天掉得越来越多。这种掉头发的梦时不时地就要做一次，每次醒来后都要心慌半天。

有个朋友介绍我去看治疗脱发的，遇到一个头发掉得一块块的，说他自己就是一觉睡醒之后就这样了，好像是叫"鬼剃头"。从那以后，我就更加恐惧睡觉了。医生，您说像我这么掉头发的，会不会得那个"鬼剃头"的怪病，真的一觉睡醒头发就全掉光了呢？

江医生回信：好睡眠和好心情是万能钥匙

小芳，你好！掉头发有很多种原因，头皮病变、睡眠不足、焦虑紧张、内分泌紊乱、营养不良、洗发水过敏等，都可能会引起不同程度的脱发。其实，人正常情况下每天也是会掉头发的，数量或多或少，人们一般不会特别留意。但正如你所说，越是关注越是担心害怕，反而头发掉得越厉害。所以，要想持续保持一头秀发，首先请照顾好你的睡眠和心情。

你的头发掉得越来越多的确切原因暂时不清楚，可以查找一下。掉发这一现象需要重视但不需要过度关注，可以将其作为身体健康的一种警示讯号，提醒自己看看哪些方面需要调整。比如，可以看看头皮有没有病变，头发本身有没有枯黄分叉等问题，可以回顾近期是否有饮食、睡眠不规律，是否存在情绪问题和躯体疾病等，然后有针对性地求医或处理。如果排除是头发本身的问题，或者掉发的问题实际并不严重但自己过分担忧紧张，可以找睡眠专科医生或心理医生咨询。很重要的一点，无论导致掉发的原因是什么，保持心情放松、睡眠充足和营养均衡，都是有百利而无一害的。

噩梦很多时候与情绪和生活事件相关。比如有的人是因为遇到困扰自己的事并深陷其中，想摆脱又摆脱不了，内心非常希望问题解决，于是"梦见烦恼（丝）掉光了"。你会做头发掉光的噩梦是否与某种内心冲突有关，需要找对梦有一定了解的睡眠专科或是心理医生咨询进行分析。

至于那个"鬼剃头"，是斑秃的俗称，可能因为很多人是在一觉醒来的时候发现莫名其妙地少了一撮或几撮头发，就像是睡觉的时候被鬼剃了一样，民间就这样传开了。其实，你不必提前担忧（预期焦虑）此事会发生在你身上，万一发生，进行正规治疗就好了。

祝早日康复！

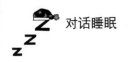

性梦：

千古风流梦，不期而遇？

小说中的经典性梦

《红楼梦》第五回有这样一段：宝玉与贾母等做客宁国府，一时倦怠，欲睡中觉，歇在秦可卿居室内。那宝玉刚合上眼，便很快睡去。梦中，他到了一处叫"太虚幻境"的地方，遇见一位警幻仙子。仙子"醉以美酒，沁以仙茗，警以妙曲"，当宝玉告醉求卧，仙子便命撤去残席，送宝玉至一处铺陈华丽的香闺绣阁之中。那里早有一位女子在内，其鲜艳妩媚，既似宝钗，风流袅娜，又如黛玉。那宝玉恍恍惚惚，未免与之发生儿女之事，醒来时裆下湿了一片。

秦可卿位居金陵十二钗正册，自是美艳动人，且其居所有奇香萦绕，摆设挂件也是极尽妖娆温软。在酒的作用下，处于此种暧昧的氛围中，面对这种香艳之极的成熟女性，绝大多数性取向正常的男子估计都会闪过与之肌肤相亲的念头，更何况原本情窦初开的少年男子贾宝玉，有些春心萌动也是自然之事。

现实中无法达成的欲望，不免在梦中得以肆意放纵。宝玉所梦对象乃集宝钗、黛玉和可卿三种韵味于一身之人。于是，恍惚入梦的宝玉，很快就梦见美貌绝伦的警幻仙子，梦见仙子与自己说了些云雨之词，梦见自己与其妹行了云雨之事。这是少男的一种典型性梦。

梦境直白或隐晦

性梦，几乎每个人都曾有过，只是在有的人一生中可能只偶尔出现，有的则在某个阶段经常出现。多数人都不会堂而皇之地谈论自己的性梦。也许正是这种含蓄的处理，使性梦变得更加隐晦和神秘，释梦应运而生。

心理学家们认为，人是有欲望的动物，在欲望没有得到满足之前，企图在梦中实现、满足是很自然的现象。但是，所想满足的是怎样的欲望，并以怎样的形式去实现等很多问题，实际上并没有明确的公式可以计算，或者用某种仪器清晰地显现出来，所以，相关的学说和理论会有争议也是很自然的事。在更完善和证据更有力的理论出现之前，我们不妨继续沿用经典。

有的人会在某个睡梦中，与新欢旧爱，或仰慕已久的人，甚至陌生人发生各种亲密行为，有些就是男女之间的正常亲吻或性行为，有的则是梦见一些异乎寻常的、在清醒时想都不敢想的对象、方式或动作，比如与同性或长辈。醒来之后，不少人会感到羞愧难当，认为自己大逆不道、丧尽天良，或者从此认定自己心理变态，产生心理阴影，影响之后的两性交往，甚至出现各种精神障碍。

不过，并非所有性梦都是如此真切的，更多时候，性梦会以隐晦的形式出现。比方说，在弗洛伊德的经典著作《梦的解析》中提道："所有长的物体——如木棍、树干、雨伞（打开时则形容为"竖阳"）也许代表男性性器官，那些长而锋利的武器如刀、匕首及矛亦是一样的道理。箱子、橱子、炉子则代表子宫。一些中空的东西如船或各种容器，亦具有同样的意义。梦中的房子通常指女人，尤其描述各个进出口时，这个解释更不容置疑了。梯子、楼梯或者是在上面上下走动都代表着性交行为。"

但是，也并非所有隐晦的梦都与性有关，只是通常会被压抑的，往往主要是与性有关的欲望，于是，拥有"愿望达成"功能的梦，其内容自然也是首先和性有关的了。

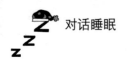

男女有别，长幼不同

一般来说，男性的性梦多较直接，而女性多较隐晦；男性的性梦动作和细节可能更多，而女性的性梦更多的可能是某种感觉。这种梦境的区别，在成年之前尤其突出。比如，有的男孩子甚至说自己有时"还没看清楚对方是谁或者下体的结构怎样，就已经射精了"。女孩子们则更多的是梦见暧昧、浪漫的景象等。

进入青春期之后，身体的发育，第二性征的出现，使少男少女们心理上也变得敏感，对异性或同伴的身体"又爱又恨"，渴望亲近，但多羞于或者不知如何表达，而且各种规范和道德又限制了他们对性的好奇、体验和探索。清醒时的各种念头，在睡眠中会异常活跃，以各种形式表现出来。

成年之后，男女的性梦则有些变化。比如，男性多在看过色情画面或者遇到自己有"性趣"的对象时，在梦境中身临其境地重复和实现；而女性梦中的性，则越来越从暗处走到明处，隐晦的、不明确的象征逐渐减少，取而代之的是与异性或同性之间直白大胆的亲热行为。

顺其自然，正确疏导

表面看来，性梦的出现似乎总是无迹可寻，无从掌控。实际上并非总是如此。为了不让性梦频繁打扰睡眠，我们至少可以采取一些预防措施。比如，睡前保持内衣宽松、不要接收色情信息。处于发育期的少男少女平时多从正规途径了解身体和性心理的发育，成年男女可保有相对正常的性生活或者替代活动等。

偶尔出现的性梦属正常现象，对此，无论奇怪与否、合理与否，都用不着惊慌失措或者羞愧难当，更无须自责不已。所以，不妨顺其自然、淡然处之，如有必要，不妨把梦记录下来，选择与朋友、家人讨论，找到分析和解决的方法。

如果性梦经常出现或者梦境离奇古怪，或者性梦导致身心出现问题，比方说从自己被强暴或者受到性虐待的梦中惊醒之后，不敢再睡觉，甚至从此不敢独处或与人交往，则应第一时间向心理专科医生咨询，找出其背后隐藏的信息，甄别是心理冲突还是躯体疾病所致，抑或两者兼而有之，然后对症、对因治疗。

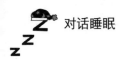

睡觉时突然蹬腿，是在长个儿？

睡觉时为什么会突然蹬腿儿呢？坊间各种传闻，有的说是身体在长个儿，有的说是缺钙，有的说是癫痫，有的说是睡着的时候身体很久都没有动，结果大脑以为身体死了，所以发个指令唤醒身体。

其实，睡眠与觉醒一直是个古老而神秘的话题，人类从未放弃过努力，希望借助各种技术的进步去探讨睡眠和觉醒的机制，以及相关的种种疾病及生理功能等。至今取得了不少进展，但充其量只算得上是冰山一角。人类对于睡眠中绝大多数现象的发生机制和调节方法等问题，仍处于假说和探索阶段。

比如通过睡眠监测发现睡眠的某一个阶段中，有些肢体末端肌肉会发生小的抽搐（动）。生活中很多时候也有这样的发现，发生在下肢的，通常就叫蹬腿儿。任何年龄段的人都可能会出现睡时蹬腿儿，有时候甚至会把自己蹬醒了，醒来还各种不舒服；有时候自己不醒，倒把旁边的人踹醒了。

紧张等级最高的就是家有小孩儿的家长们

如今，独生子越来越多，一个孩子睡觉，好几个大人在旁边看着的景象随处可见，无可避免地，对孩子的观察越来越细致了，害怕孩子有这样或那样问题的念头也越来越深入骨髓了，于是乎，对小孩子睡觉的时候偶尔或是经常出现的各种手脚小抽动也越发忧虑。很多医生经常被问一个问题："这是不是缺钙呢？是不是癫痫呢？"网上此类问题的帖子数不胜数，回答更是五花八门。对于这种"是或不是"的选择题，医生们越来越难回答了。

其实，睡觉时手脚偶尔小抽动，如果不是频繁抽搐或是不伴有哭喊发声、呼吸暂停、面色改变、牙关紧咬等现象，家长们大可不必太过紧张。但要注意观察，一般正常的生理现象会随着个体发育逐渐减少，但如果是某些疾病的先兆，则通常会越来越频繁。这是朴素的医学常识。

正常睡眠时，由于支配肌纤维的运动神经元被抑制，导致骨骼肌出现不同程度的"无工作"状态。一般来说，在非快速眼动睡眠阶段，肌肉活动轻微减少，而在快速眼动睡眠阶段，肌肉活动会明显减少，多导睡眠图监测判定快速眼动睡眠阶段划分的其中一个指标就是肌张力明显降低，甚至降至整夜最低，且伸肌和屈肌的肌张力都明显降低甚至消失，这一状态，如果在清醒时是不可能存在的，因为无法完成日常"举手投足"的动作，如同"死了"一般，如此而已，并非真的"死去"。但有研究发现，在这种运动神经元广泛被抑制的同时，还存在强烈的运动兴奋性驱动的增加，结果个别小肌肉群偶尔会"脱抑制"，出现眼球运动和肢体抽动等。前者就是区分快速眼动睡眠和非快速眼动睡眠两大睡眠阶段的重要指标，后者就是本文中所提到的"蹬腿儿"了。前文中所说的几种说法是否存在科学依据，尚有待进一步研究考证。

蹬腿儿比较多出现的快速眼动睡眠与梦有关，此阶段多数伴有呼吸、心跳不规律，所以如果一旦醒来，感觉周身无力不舒服也是可以理解的。

是否需要做检查要根据孩子的实际情况，有指征才做。这一点，还是选择相信医生吧。

紧张等级次高的就是处于结婚各种时态中的男女

一个人和两个人的生活状态有很大不同。睡着后本人很多自身不知道的问题，包括打鼾、腿动、梦话等，都是枕边人先发现的，

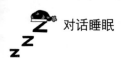

生活事件有时候会伴随有情绪问题，继而加重部分人的睡眠问题。被枕边人踹醒的时候，很容易就会不由自主地担心对方是不是有什么疾病等。本能的好奇、关心、担忧，可能会促成就医。

如果是与打鼾、睡眠呼吸暂停等密切相关的腿动事件，还是建议尽早到专科医生处就诊，规范诊治。

紧张等级其次的应该算是家有老人的孝顺儿女

孝顺的儿女才有机会听到、观察到老人家睡眠中的各种变化，包括不宁腿综合征或是周期性腿动、快速眼动睡眠行为障碍（RBD）等。老人家的问题，可能与中风有关，但不限于中风。有些是单纯的不宁腿，有些RBD可能与帕金森等神经变性病有关，有些存在一定的自伤和伤人风险。总之，要尽早明确病因对症下药处理方为上策。

如果家属本身有焦虑素质或是精神疾病，那上述的紧张等级就可能会升级到常人难以理解的程度，甚至诱发和加重自身的病症。

切记：勿大惊小怪，勿视而不见，勿主观臆断。应冷静地客观对待，相信科学，相信医学。无病则顺其自然，有病则规范诊治。

"鬼压床"到底是什么鬼？

　　你有没有遇到过这种情况：从睡眠中醒过来，意识还是清醒的，但整个身体却无法动弹，喊也喊不出来，有的人甚至还会出现片段的幻觉……这就是民间俗称的"鬼压床"。很多人对"鬼压床"不了解，便从迷信的角度把它归结为"闹鬼"。

　　那"鬼压床"到底是什么"鬼"呢？会不会真的被压死？事实上，"鬼压床"的出现是有医学依据的，这就告诉你真相。

"鬼压床"到底是什么鬼？

　　平时所说的"鬼压床"，有的地方叫"扫把星压床"，专业上叫做"睡眠瘫痪"或是"睡眠麻痹"。当然，称之为瘫痪或是麻痹，只是为了形象地描述那种体验，而非真正瘫痪。

　　其实，这可能是因为，在正常快速眼动睡眠阶段，骨骼肌的肌张力降低，所以无法完成动作，就好比一种"骨骼肌大罢工"的状态，这是一种保护机制。

　　而在浅睡或是觉醒的时候，骨骼肌的肌张力即刻要恢复，我们才能想起床就起床，想翻身就翻身。如果在这个阶段醒来时肌张力仍持续降低或是缺乏，则有可能导致"脑醒身未醒"。

　　这时候的梦境体验就类似幻觉，加上外界环境的影响等各种复杂的因素，各种奇幻感觉就如同真的发生。一旦彻底醒来，身体跟上大脑的步伐后，所有感觉瞬间消失。

"鬼压床"会不会被"压死"？

　　既然是一种睡眠现象，有些健康状况良好的人偶尔也可能会出

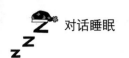

现，那么就很容易理解，所谓的动弹不了不是真的动弹不了，"被压"实际上是自己假想的，几分钟后会自行缓解。当然，也就不必担心会被压死了。

而且，越担心越恐惧越郁闷，这类的情绪反倒使快速眼动睡眠的比例更大，让"鬼压床"的发生次数变多。当症状出现时不必太紧张，不自己吓自己，反倒有利于尽快缓解。

什么情况下最易发生"鬼压床"？

"鬼压床"的准确机制尚未被完全了解，由于目前发现主要是与快速眼动睡眠有关。那么，理论上所有快速眼动睡眠期疾病或是干扰快速眼动睡眠的情况，都可能出现"鬼压床"。

发作性睡病： 除了入睡或刚醒来时出现"鬼压床"外，有的人白天出现不分场合的随时睡眠，或是有走着走着突然膝盖发软跪倒在地等表现，高度怀疑存在发作性睡病。

创伤后应激障碍： 有的人是在经历对个体而言的重大创伤事件之后出现，往往伴随噩梦连连，或是"闪回"一些创伤片段等，高度怀疑存在创伤后应激障碍。

熬夜多： 有的人是在连续熬夜后，控制不住睡意入睡，正常的睡眠节律被打乱，快速眼动睡眠可能会提早或较多出现"高级补偿"。此时如果身体尚未完全准备好进入深度睡眠，或是环境并不是特别适合睡眠，如不能很舒服地躺在床上安心睡觉，都很容易出现"鬼压床"。

情绪波动大： 有的人是有情绪问题，或是睡前看太多刺激性的影像或玩游戏等。

如何缓解"鬼压床"？

尝试查找一下可能的原因和影响因素，针对这些因素，尝试做些改变。如果诊断是发作性睡病或创伤后应激障碍等，经过系统的正规治疗，症状自然缓解。不管诊断如何，以下几点都可以尝试。

减少熬夜：因熬夜导致"鬼压床"，那么减少或停止熬夜就可以了。因作息时间不规律导致的，则尽可能规律作息。

睡前少看刺激性影像：因为睡前看太多刺激性影像而导致"鬼压床"的人，少看就可以了。当然，有些靠自己找不出明确原因的，也不必纠结或是太过执着去找原因，直接把这个任务交给专科医生就可以了。

保持镇定："鬼压床"并不会有真正的生命危险，其实症状几分钟之后可以自行缓解，没必要那么恐慌。

正确起床：起床这个动作其实是需要很多肌肉同时工作才可以完成的，在骨骼肌大罢工期间，是几乎不可能完成的任务。可以尝试将自己的注意力集中在某些小肌肉群，如手指或脚趾，或者动动眼睑。大罢工的时候，还是有些小小的骨骼肌容易改变"罢工"状态动起来的，只要有一处松动，整个大罢工就会很快宣告终结。

如果"鬼压床"体验太痛苦，或是频繁出现，还存在其他症状，就要尽早到专科医生处诊治。

第四章

睡眠是件讲究的事儿

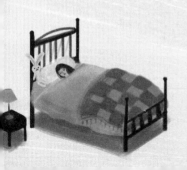

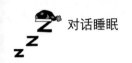
分段睡眠行不行

如果我们随机找个人问三个问题：

你觉得睡眠是不是很重要？你觉得熬夜是不是对健康不好？你是不是经常熬夜？

估计大多数人都会回答"是"。

这足以反映出，虽然明知睡眠和健康的重要性，但透支睡眠、透支健康已经逐渐开始变成现代人的生活常态了。与此同时，一种另类的作息习惯进入了部分人的生活——分段睡眠。

熬夜的弊端几乎人人皆知，相比起来，其"衍生产品"——分段睡眠则具有更大的隐蔽性和更长远的危害性。

卢先生自称是"永不日落"的职业国际炒家。他每天的工作就是"宅"在家里，盯着不断波动的国内外股票市场。为此，卢先生练就了过人的睡觉"身手"——把睡眠分成几段进行。这边国内的股市刚收市，看完网上的股评，他就赶紧打个盹；之后，晚上六七点钟爬起来，把心思放到欧洲的股市，到深夜12点钟左右，他肯定眯一小觉；凌晨三四点钟又爬起来，继续发扬他的"钉子精神"，关注美国股市。

刚开始，卢先生还乐在其中，扬扬自得。可几个月过去后，他开始意识到自己出了问题：经常闹胃痛，头昏脑涨，面色憔悴，脾气暴躁，郁郁寡欢，不愿出门见人……睡眠就更不用说了，甚至可以用"破碎地打盹儿"来形容，深睡的感觉已经完全离他远去。惦记着股市的开盘和涨跌，卢先生已经很久没有踏踏实实地睡一觉了。

分段睡眠，扰乱生理节律

"分段夜猫子"们也许各有各的理由，各有各的分段法，但有一点无一例外，就是起初时，他们都很陶醉于自己的所谓"分段"创意，自认为可以提高睡眠效率，节约睡眠时间，创造更多价值，而且健康看起来也没有受太大影响，简直是"一箭多雕"。但这些都是初期个体的自我修复能力造成的表象和假象。分段睡眠犹如笑里藏刀的伪君子，和蔼可亲的表象下藏着致命的伤害。

人类的睡眠通常分为快速眼动睡眠和非快速眼动睡眠，其中非快速眼动睡眠又可细分为第1、2、3、4阶段睡眠。有研究表明，非快速眼动睡眠是促进生长、消除疲劳和恢复体力的主要阶段，而快速眼动睡眠则可促进和巩固记忆活动，恢复精力的效果最佳。

不同睡眠阶段，各系统的功能状态是不同的，比如非快速眼动睡眠阶段中，心率、呼吸均减慢，血压降低，胃肠蠕动增加；快速眼动睡眠阶段，呼吸浅快且不规则，心率增快，有时心律不齐，胃酸分泌增加，有时阴茎或阴蒂勃起等。

各阶段在整夜睡眠中是交替出现的，但入睡后多先经由第1、2阶段睡眠（称为浅睡眠），而后才进入第3、4阶段（称为深睡眠）和快速眼动睡眠。如果像卢先生那样，人为将睡眠分段，势必会造成正常的睡眠结构被破坏，睡后觉醒增加，浅睡比例增加，深睡和快速眼动睡眠的比例减少，部分睡眠被剥夺。

分段睡眠的结果是，不仅精力和体力得不到充分的恢复，而且，易造成各系统的生理节律紊乱，出现多种躯体不适和疾病。不仅如此，睡眠和觉醒的内在调节机制也会被打乱，导致个体在尝试恢复正常睡眠模式时，无法如愿以偿。采取这种违背自然规律的睡眠方式，最终还是要接受人体的惩罚。

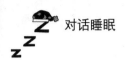

降低分段睡眠的危害

睡眠的持续性和完整性是保证睡眠质量的关键要素，所以，如果有可能的话，我们一定不能选择故意去破坏。但身为社会人，始终会有些时候身不由己，只能以透支睡眠和健康来做代价。

如果有特殊情况，我们"不得不"将睡眠分段，也许更值得探索的是：如何将分段睡眠的伤害降至最低。

以卢先生为例，在他开始将睡眠分段之前，首先必须要了解睡眠的有关知识以及自身的睡眠模式，如果条件允许，最好能够在专科医生的指导下制定自己的"最佳分段睡眠方案"。

其次，无论怎么分段，都必须适当放放假，定期（一般是 3～4 天）睡个完整觉，修补残缺破碎的睡眠，维护正常睡眠的规律和生理节律。

再次，在分段睡眠的间歇期，应避免进食高热量、高脂肪或难消化的食物，可少量吃点水果，喝些温开水等。

最后，定期体检，一旦发现身体发出警告信号（头晕、乏力、情绪低落与易激怒交替等），必须权衡利弊，坚决摒弃这种分段睡眠的模式。换言之，一旦分段睡眠暴露出狰狞面目，就要下定决心停止这种睡眠法。

睡眠是正常人的作息习惯。在拥有它的时候，一般人并不会很珍惜，更不会呵护它。然而，一旦失去后，人们却发现想尽办法都无法回到最初，甚至越是努力，却离目标越远，越想睡个好觉，却越是睡不着。所以，我们不要轻易去尝试某些看起来"一举多得"的计划。"分段夜猫子"，只是看上去很美。健康第一，其他所谓的事业、报酬等都要让路。

"睡不够"的抑郁症

　　失眠缺觉可招致多种疾病，或者干脆就是某些疾病的表现，如抑郁症。不过，即使是多睡的人（或睡得沉的人）也会遭遇抑郁症的"一记闷棍"，这又是为什么呢？

　　专家解释说，这是因为抑郁症相当复杂，犹如千面女郎，有时较难识别。

总也睡不够，小心抑郁症

　　阿芳初诊时，我例行询问她的病史和感觉情况。她答了几句，就忍不住插话说："医生，我前两天陪一个朋友来你们医院看病，顺便找医生咨询了一下。他说我得了抑郁症，至少要服用半年药物来治疗。虽然有时候我是不太开心，但遇到高兴的事儿我也很高兴啊！而且我吃得下也睡得着，这怎么可能是抑郁症呢？"

　　"看来，你朋友是典型的抑郁症，你则被不典型的抑郁症'瞧上'了。"我继续进行了有关精神检查后，肯定地回答道。

　　她说："我总觉得哪里不对劲儿，但又说不清为什么。虽然睡得着觉，但整天昏昏沉沉的，好像总也睡不够。虽然吃得下饭，但吃起来并不香，总也找不回原来那种满足感。"以前阿芳是个活跃分子，现在则很少主动找人聊天或者约人出去玩。

　　而且阿芳发觉自己还有一点跟以前不同，那就是"内心变得很小气"，有时候别人随口说的一句话，自己就放在心上，也许当时没有出声反驳，也没有发脾气，但心里的确不太高兴，脸色也不太好看，甚至不想再跟那人在一起做事或玩乐，往往过了一段时间之后回想起来，连自己都觉得没有必要生气或在意，但当时就是控制

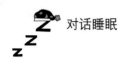

不住。

同时，阿芳的月经也不规律，有几次还误以为自己怀孕了。

各方面检查证实，阿芳患的是不典型抑郁症。

重新认识"千面女郎"

典型的抑郁症表现为"三少"和"六无"。"三少"指的是思维迟钝、情感低落和行为减少；"六无"指的是无趣、无助、无能、无力、无望和无价值。

典型抑郁症的睡眠问题多为失眠，尤以早醒、多梦、浅睡和睡眠时间短为多见，而进食方面的改变也以食欲减退、食量减少为多见。

典型的病例很容易鉴别，患者会因为感觉痛苦而及时求医，而且乱投医的概率相对较低，所以，一般都能得到及时治疗。

然而，抑郁症也存在"非典"——不典型抑郁症。这是一种常见的亚型。它就像个狡猾的千面女郎，有时候还会蒙上面纱，跟病人乃至医生玩起"躲猫猫"游戏。以往由于多种原因，对不典型抑郁症的识别率较低，病人就诊率也较低。很多病人或其身边的人往往认为这不是病态，不需要治疗，甚至有人对求医者另眼相看，认为他们没病找病。另一方面，临床上也有将它误诊为疑病症等情况。

从多吃多睡到厌食失眠

国外新近研究表明，18%的抑郁症病人、约1/3的住院抑郁症病人符合不典型抑郁症的标准。按照美国精神疾病诊断标准，不典型抑郁症的诊断标准要求如下：

（1）主要症状为心境有反应性的表现——面对现实的或潜在的积极事件会出现心境好转，面对负性事件时会出现心境恶劣的情形；

（2）次要症状必须符合"两多两过"这四条标准中的两条以上，即多吃、多睡、人际关系过于敏感、过于呆滞瘫软（一种肢体的沉重感，或称为灌铅样麻痹，与疲乏不同）。

国外也有学者认为，这类患者早年可见多吃和多睡，几十年后则有令人惊诧的结局——变成厌食和失眠。

无论是典型的还是不典型的抑郁症，治疗原则上都是大同小异，药物首选抗抑郁剂，配合对症处理（如用抗焦虑药处理焦虑症状），再加上一些认知行为治疗等心理治疗的手段，病人多数都能得到有效治疗。当然，典型抑郁症和不典型抑郁症的选药还是各有侧重的，这个自然应该交给专科医生处理。

除却药物，心态也很重要

没有人愿意像一个只会吃药的"药罐子"那样生活。那么，除了吃药，病人及其亲友还能做些什么？

调整心态，正视自己的疾病，积极、主动地配合治疗。

经常有病人问我："不吃药会不会自己就好了？""只吃药会不会好，要多长时间？"

我的回答也如出一辙："不吃药基本不会自己好，但只吃药，好转需要的时间比较长，最快的方案就是药物加上心理治疗。不管你愿不愿意，不管症状是否典型，你都已经被确诊为抑郁症。与其整天纠缠在自己为什么会得抑郁症的问题里，不如尝试换个角度想想，或者干脆做点别的事情。既然不知道怎样才能摆脱痛苦，那就乖乖听医生的话，不要想太多为什么，照医生吩咐就是了……"

定期复诊，与医生保持良好的沟通

有什么问题不要自己瞎想，更不能自己吓唬自己，要尽可能咨

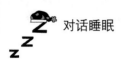

询医生的专业意见。相对于典型抑郁症而言，不典型抑郁症的治疗难度较大，但并非不治之症。保持和医生的良好沟通是非常必要的。

规律作息和饮食，坚持锻炼

抑郁症病人要想全面康复，规律的作息和饮食、运动锻炼都是必需的，这也是除了规律服药外，患者能够"自医"的关键所在。

给予病人最大的家庭温暖和社会支持

对于病人身边的人来说，良好的社会支持，在某种程度上，对病人是否能够坚持系统治疗以及预防复发等方面起着关键作用。临床上，我们也经常会发现，有身边人的无条件理解与支持，病人通常会在很短的时间内恢复正常情感和社会功能。千万不能一味地向病人灌输"是药三分毒，好点儿就不要吃了""根本不是什么病，想开点儿就好了"之类的说法，这出于关爱之心的怂恿之词，往往却实实在在害了对方。

关乎睡眠的抑郁症治疗策略

抑郁症的睡眠障碍很常见，主要是失眠，少数人是多睡。在治疗过程中，伴随病情的好转，睡眠障碍也逐渐消失。所以，抑郁症的睡眠障碍并不采取"头痛医头、脚痛医脚"的对症方法，而是采取"擒贼先擒王"的整体策略。除非病人抑郁发病前已有失眠症或其他睡眠障碍，或生活质量因睡眠严重下降。

故此，抑郁症病人即使使用安眠药，也只是权宜之计，并应尽可能使用最低剂量。而且，停用时不必有反弹顾虑——担心停用后会影响睡眠。要知道，睡眠障碍只是抑郁症的伴随症状，抑郁症若治好了，睡眠障碍自然会消失。

远离"晨怒心"

我前段时间牙痛，就算吃了止痛药仍然睡不好，但第二天早上还是按时起床并招呼儿子起床上学。小朋友早上起床的时候有点儿拖拉是很普遍的现象，且平心而论我家儿子并不算是很拖拉的那种，但我仍不可抑制地吼了一声，我当即意识到自己的问题。

想起之前网上流行的一种说法，说"屏幕脸、鼠标手、电脑椎、沙发臀、玻璃胃、污染肺、晨怒心"是现代都市人生活状态的一个简洁写照，这些都是典型的亚健康状况的表现。对照起来，我似乎也沾了好几条，而"晨怒心"是这次牙痛才发觉的。门诊和日常生活中，我也常常会遭遇有着一颗"晨怒心"的人们，有时事出有因，有时怒气则来得莫名其妙。

"晨怒心"并非医学名词，只是坊间对某种状态的描述，可以理解为一大早起来就心烦意乱、心浮气躁。常见的原因有以下几种：

睡眠不足了

很多上班族和上学族，都会出现夜间忙于工作、学习、娱乐等，很晚才上床睡觉，如果按照正常的生理需求来说，需要日上三竿才睡足起床，但偏偏一早还要上班或是上学。闹钟闹疯了的时候，他们或许美梦正酣，被吵醒不得不起床，心烦意乱也是意料之中的。

睡眠剥夺容易导致个体出现疲劳、易激惹等不良的情绪，除此外，还会导致思维紊乱、学习记忆受损，甚至抵抗力低下等。因此要尽可能地保证夜间睡眠时间，避免使"透支睡眠信用卡"成为常态，欠下越来越多的"睡眠债"。从旁观者或是客观角度来说，绝大多数情况下工作都可以次日再做，几乎每个阶段的学习都可以"减

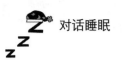

少夜间任务量"，几乎所有的娱乐都是可以控制的，不控制则极有可能"乐极生悲"。

生物钟乱了

有些人，在大多数人醒来上班的时候他们尚睡着，存在明显的睡眠时相延迟。一旦有事需要他们早起，或是刚睡着就被人叫醒，自是睡眠需求不满，呵欠连天不说，心情和脾气则是非一般的糟糕。对于他们的生物钟而言，"早晨"相当于正常人群的午后一两点钟。

"人睡我醒、人醒我睡"所带来的不仅仅是与正常社交圈子和生活方式脱节，还有个体自身各系统的昼夜节律紊乱。所以，应遵循大自然的昼夜节律，夜眠昼醒。在睡够了清醒的时候，自是神清气爽，轻易不会动"怒"。

抑郁焦虑了

难入睡且早醒，醒后辗转反侧，各种思绪蜂拥而至，愈发烦躁，天亮并未见曙光，抑郁障碍的典型症状之一即为朝重暮轻，醒来时情绪糟糕之极，郁郁寡欢、情绪低落，感觉度日如年无限沉重。这时候若有人撞了枪口，自是按了扳机，或怒或泣或诉。即便无人来撞，有的人还会自己给自己"找茬儿"。

若是当真有情绪问题，不要讳疾忌医，尽早找专科医生诊治。抑郁焦虑等情绪问题是很多人都会遭遇的境况，与家庭是否幸福、身体是否健康、经济条件是否优越无必然联系。病了就是病了，不存在应不应该的问题。所以，无须自我纠结"为什么"，只需尽早看专科医生，系统诊治。也许，每天早上睁开眼睛的时候，才能感受到何谓阳光明媚、心情愉快，从此远离"晨怒心"。

倦怠了

不想上班，也不想上学。职业倦怠是现代社会的一种常见问题，是指个体无法应付外界超出个人能量和资源的过度要求时，所产生的生理、情绪情感、行为等方面的身心耗竭状态，可能与压力太大、支持不足有关，也可能与睡眠问题等有关。试想一个倦怠的人，大清早的，只要一想起要上班或者上学，很容易就有股无名火燃起。

虽说职业倦怠很常见，但切忌因常见而忽视。保持每日生活和工作的弹性，尽力去发掘哪怕是微小的感动与乐趣，令工作和学习"有点味道"。必要的时候，咨询专家。

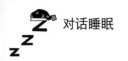

一半帕金森，一半睡眠

"记忆，在没有完全遗忘之前；行动，在尚可灵活自如之时。"

长久以来，帕金森综合征给普通人的认识就是这样：记忆衰退、颤抖麻痹。殊不知，影响"帕友"（帕金森综合征病友）生活质量的一大问题却是睡眠。

老"帕友"的难言之苦

徐先生是一位老"帕友"了，数年前我仅在咨询工作时见过他一次，但至今仍记忆犹新。那时，由于病情的进展，他的"面具脸"已经很明显了。尽管在家人的搀扶下，他颤巍巍地在我面前坐下，但他的头脑还蛮清醒，向我咨询的问题也很简单：晚上有很明显的失眠，白天也觉得非常疲倦，希望能有好的解决办法。

答疑和建议对我而言是驾轻就熟的事，但这次花了差不多一个小时，老先生其间去了两次厕所，我目睹了他行动上的艰难，能想象他夜间如厕时加倍艰难。事实上，他的确非常痛苦，震颤和动作迟缓尚能忍受，但晚上睡不着、白天醒不长的日子已让他悲观厌世。只是他的"面具脸"已掩盖了他正常的表情，他也无法像作家那样，使用丰富的词汇来表达自己的感受。

据报道，60%～98% 的帕金森综合征患者存在各种各样的睡眠问题。

过去，人们关注的是帕金森综合征仅属于神经系统变性方面的疾病，但是，其病变除了可累及黑质—纹状体多巴胺能神经元以外，也同样可导致其他大脑神经元的变性缺失。这些中枢核团和相关神经递质是启动和维持睡眠的关键因素，因此，帕金森综合征本身必会伴随不同类型和不同程度的睡眠障碍。

另一方面，帕金森综合征伴发的震颤、情绪障碍会明显干扰患者的睡眠。如果病人还有疼痛、夜尿多、梦魇、夜惊、夜游、睡眠呼吸暂停等症状，会使原本不佳的睡眠"雪上加霜"。

"帕友"的三大睡眠表现

失眠可能是单一的疾病，也可能是其他疾病的症状之一。无论何种，但凡出现失眠，必会存在三个基本的关键要素，即患者多具有特定的易感素质、存在促使失眠发生的因素和存在使失眠得以持续的因素。如果以这三个关键要素为主线，构建一张千丝万缕的网络，那么，失眠患者就如被困在网的中央，越想挣扎出去，被缠得越紧；越想摆脱失眠，失眠却越是严重。

帕金森综合征病人最常见的睡眠问题，主要有以下几种情况：

夜间失眠：

情绪困扰、夜尿多、翻身困难、下肢痉挛、梦魇等，是引起夜间失眠的重要原因。另外，有些治疗药物也会引起夜间失眠。如果病人原本就存在失眠，那么患上帕金森综合征之后，失眠可能会进一步加重，甚至比震颤等运动症状更使病人痛苦。

白天过度困倦和睡眠发作：

有研究表明，44.4% 的帕金森综合征病人会在白天过度困倦，尤其在午后出现瞌睡"高峰"。如果夜间睡眠问题较为明显时，次日白天的困倦程度会随之明显加重。

不过，这种过度困倦与睡眠发作是有区别的。睡眠发作指的是突然发生的、不可抗拒的睡眠现象，持续时间为几秒到几十秒。约30.5% 的帕金森综合征病人存在睡眠发作问题。

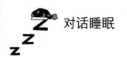

异态睡眠：

异态睡眠在帕金森综合征病人中也很常见，包括快速眼动睡眠行为障碍、不宁腿综合征、周期性腿动、夜间肌阵挛，也包括人们熟悉的梦魇、睡惊症、睡行症等。

其中，快速眼动睡眠行为障碍，是指病人在快速眼动睡眠期，肌肉失弛缓慢，并自发出现与梦境内容有关的运动行为障碍，可能出现伤害行为，包括自伤或对床伴的伤害。通俗一点来说，就是病人会把梦境"付诸现实"。病人如果梦见与人争吵或是打架，就真的大喊大叫、手脚乱动甚至拳打脚踢等。不宁腿综合征是指睡眠时出现难以名状的肢体不适感，迫使肢体发生不自主运动。这种不适感常严重干扰睡眠，导致入睡困难、睡眠中醒来次数增多。而周期性腿动则是指在睡眠中反复出现的周期性的、影响睡眠的单侧或双侧的足关节背曲运动，这一点与以不适感为主的不宁腿综合征不同。

"如果可以选择，你愿意付出怎样的代价来换取不患帕金森综合征？"类似这样的念头我想所有帕金森综合征病人和他们的亲人都可能曾经出现。但这个世界上是不存在此类"如果"的。一旦患病，我们除了想办法面对和延缓病程之外，别无选择。方法主要有：

心态调整：

这是重中之重，也是难中之难。"接受现实，创造生活""塞翁失马，焉知非福""与疾病同行"之类的文字在这些时候，绝不可再被视为空头口号，它们是需要实实在在、一点一点去努力践行的目标。如果通过自己和家人的努力，可以在短时间内调整得比较好，那就可以继续自我调整，否则，还是要向专科医生求助。

推荐大家读两本书：米奇·阿尔博姆的《相约星期二》和松原泰道的《五十到一百的人生规划》，获取一些心态调整的方法。

睡眠调整：

患上帕金森综合征的病人，出现这样或那样的睡眠问题是迟早的事。所以，医生和病人的任务就是将其损害降至最低，问题出现得越晚越好、种类越少越好、程度越轻越好。

当然，首要任务还是睡眠卫生知识的学习。再次特别强调，要注意从正规途径了解相关信息。

其次，病人一定要结合自身情况进行调整，比如晚上尽量减少饮水，避免夜尿增多；活动环境要足够明亮、睡眠环境要足够遮光，才能保证体内的褪黑激素正常运作；尽量使作息时间规律，白天应合理安排小睡，而不是想睡就睡等。

最后，征求专科医生的意见，必要时遵医嘱调整使用药物的方案和进行物理治疗，不随便相信或使用广告产品。

行为调整：

病后需要作出的行为调整包括很多方面，与睡眠有关的就是：白天应保证一定量的运动，例如学习松弛训练等，都会有一定帮助。康复医学界流行的太极拳、"312"经络锻炼法等都值得去尝试（注："312"经络锻炼法由祝总骧教授总结汇编，指的是按摩刺激合谷、内关和足三里3个穴位并以意守丹田腹式呼吸、两条腿下蹲为主的适当的体育锻炼）。

其实，无论是否患上帕金森综合征，每个人都需要花点时间去找出自己的睡眠心理、生理和生活周期，合理安排，健康生活。唯有这样把握和尊重规律，才能让自己跨过重重睡眠障碍，拥有称心、满意的睡眠质量！

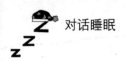

安眠药之"虎论"

药啊药，猛虎还是纸老虎

睡不着觉的灰太狼，睁着眼睛数：一只羊、两只羊、三只羊……数着数着口水淌了一地，天也亮了。可怜的灰太狼又迎来无精打采的一天，肯定又抓不到羊。

睡不着觉数羊实在不是什么好办法，而且有时候越数越是睡不着。要不要吃点安眠药呢？吃了安眠药，睡倒是睡了，可上瘾了怎么办？伤身体怎么办？吃？不吃？天人交战的结果，要么眼光光直到天亮，要么半夜三更实在扛不住了吃颗药，迷迷糊糊睡过去，次日整个上午都是迷迷糊糊的。

不过，有些病人，甚至医生却很不以为然，"吃点儿安眠药没什么问题，没那么容易上瘾"，"我都吃惯了，也没见出什么问题"。

安眠药，到底是猛虎还是纸老虎？

也许都不是，安眠药就像动物园或马戏团里的老虎，看起来听话，因为我们已经对它们的习性有所了解，风险也就降低了，我们可以跟老虎拍照、喂食，甚至老虎屁股都能摸一把。但事实上，我们对它们的了解也并不彻底，仍然无法预见各种突发情况，动物园、马戏团的老虎伤人的事情也还是时有耳闻。

相比十几年前，我们现在对安眠药的研究已经比较深入，使用也有更多经验，新药不断出现，依赖性也越来越小。但是，无论药的效用怎样，如果使用不当，还是会效果不佳，甚至吃出问题。

安眠药要怎么用？

有不少人认为安眠药就是"安定（片）"。事实上可以"安眠"的药有很多种，有些是镇静催眠药，有些是有镇静作用的抗组胺药、抗抑郁药、抗精神病药等，疗效和副作用也是相差较大。就镇静催眠药而言，副作用大或者依赖性强的，就要减少使用或直接摒弃不用，比如三唑仑，现在已被纳入一类精神药品严格管理；有些起效快、副作用小或依赖性小的，有需要时就可以用，不用思前想后考虑太多，比如现在常用的唑吡坦。当然，所有的药一定要在医生的指导下使用。

安眠药要有效，除了要选对，还要用得科学。

失眠远非"睡不着"这么简单。失眠就像冰山，"睡不着"只是水上可见的部分。如果只是简单地将水面上的"冰"用药解决了，可能会让水面下的原发病变得更加隐蔽。

譬如抑郁症病人，因为睡不好而吃安眠药，睡眠改善了，心情也会有所改善，但如果从此以为病好了不需要继续吃药了，或者只吃安眠药而拒绝使用抗抑郁药，则导致问题无法真正彻底地解决，病情反反复复，最后慢性化了，后悔也晚了。

而有些人是因为睡眠呼吸暂停导致血中氧气含量不足而频繁醒来，这类病人如果随便吃安眠药，就会加重睡眠呼吸暂停，甚至猝死。

我国卫生部 2007 年颁布的《精神药品临床应用指导原则》（以下简称《原则》）中便指出：对于入睡困难者，应选用吸收快、起效快的药物，如咪达唑仑；早醒者应选用吸收较慢、作用时间长的药物，如氯硝西泮；这两种症状并存者则可选用氟西泮；而睡眠中断（中途醒过来后就睡不着）者可选用扎来普隆，如果是因为焦虑而睡

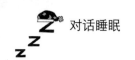

不着的，就可选抗焦虑药中的阿普唑仑、氯硝西泮或劳拉西泮。

同时《原则》也指出，一般以单药为主，可试用 2~3 天，无效再考虑加药或者换药。举个例子，如果仅有单一症状，如入睡困难，可以按照《原则》选用咪达唑仑，如果既有入睡困难又有早醒的话，并非同时使用咪达唑仑和氯硝西泮两种药，而是要综合考虑病情首选单一药物治疗，绝不可以简单地生搬硬套。

失眠已缓解，安眠药何去何从

当安眠药已经缓解了失眠症状之后，还要不要继续使用呢？怎样才能彻底把药停下来呢？

首先要强调的是，对于各种失眠，健康的睡眠卫生习惯始终要放在第一位。

对于一过性的单纯失眠，安眠药只是按需服用，睡得着了也就不需要继续用药了。但如果是长期失眠，而且已经使用了一段时间安眠药的，停药就很有讲究，应有步骤地进行减量：譬如将药物分开（片剂）吃，或减少夜间用药（胶囊），可以选择在休息日之前开始减药，这样没有"睡不着明天上班怎么办"的压力。一般每 1 周或 2 周减少 1 次，持续治疗停止后，可再间歇用药一段时间。整个停药过程可能需要数周甚至数月之久。

值得一提的是，如果失眠是其他原因引起的，如抑郁症，则当睡眠改善之后，安眠药可以逐渐停用，但是抗抑郁药还是要继续服用。不然的话，情绪波动又会引起失眠，反反复复，就会导致疾病慢性化，安眠药也可能停不下来了。

时刻警惕安眠药的危险性

就如文章开头所言，即使现在我们对安眠药不像以前那么排斥，越来越多人并不会视之为洪水猛兽，但是，安眠药的危险性始终存在。

比方说，早在 2006 年 12 月，FDA 便要求所有镇静催眠药品的生产商修订产品说明书，要求对其潜在的风险增加警示语。对药物过敏者或者特殊职业如司机，用药则更需要谨慎。药物可能引起一些比较复杂的与睡眠有关的行为，譬如在用镇静剂或催眠剂后在不完全清醒的状态下驾驶，醒后司机甚至可能连驾驶事件的记忆都没有。

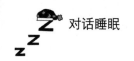

安眠药:

知音难觅

世界上最能理解失眠痛苦的人是谁?

毫无悬念,答案就是另一个失眠患者。医生除非本身也是失眠患者,不然,对这种痛苦的理解往往浮于专业、流于文字,见得越多,也只能越了解这种痛苦的影响程度和形式而已。

所以,正在服用安眠药的病人一旦听说某人也在遭受失眠煎熬,第一反应就是将自己正在服用的感觉有效的安眠药拿几片给他,真心希望能够缓解他的痛苦。殊不知,这种行为非但不能根本性地解决对方的痛苦,还有可能导致一系列的不良后果,甚至对个别病人而言是致命性的。

万幸的是,这种自作主张给别人安眠药的"好心人"总体上不多。但是,还有另一种"好心人",他们苦口婆心地劝别人不要吃药,尤其不要吃安眠药。有些病人,本来按照医生的治疗方案,已经逐渐缓解,甚至计划逐渐减量至停用,但身边"好心人"反复劝说他们不要再继续服药,竭尽所能证明药是不能吃的,不良反应个个都很恐怖,比如会一辈子都要吃药或者变痴呆等,似乎句句切中要害。结果绝大多数病人都会越听越害怕,越听越担心,最后乖乖投降,自行停药,结果延误治疗,失眠变慢性了,安眠药也要长期服用。

做个真知音是要有条件的。最基本的条件就是自身要对睡眠以及药物有充分、正确的认识,最需要做的事情就是理解和支持病人,鼓励他们按照专科医生的治疗方案与病魔战斗,劝说他们不要病急乱投医,督促他们保持健康的生活方式和睡眠卫生等。

说明书能够说明什么

俗话讲，是药三分毒，就算是中草药，也会有这样那样的不良反应。所以，很多人习惯在拿到药后首先仔细研究说明书。这原本无可非议。现如今，面对种类繁杂的药物，医生也经常会研究说明书。但说明书能够说明什么呢？

说明书有时并不能如药典一般详尽，而且更新速度往往不尽如人意。

比如临床上常用的镇静催眠药氯硝安定，说明书上称其是"抗癫痫抗惊厥药"，适应证部分也没有明确提出用于失眠。有的病人甚至只是因为这一点就坚决拒用。但其实，此类药物的药理作用一般包括很多，比如镇静催眠、抗惊厥、肌肉松弛等。国外有学者指出，这些药物被冠以"镇静催眠"之名只是因为市场推广需要，而并非代表其药物归类。笔者很赞同这种观点。

另外，说明书的长短并不能与不良反应的多少画等号。

严格管理的药品说明书总是有很多内容，方方面面都要涉及，而有些药物的说明书非常简单，看似安全其实更危险。不仅如此，说明书上的不良反应也只是概率事件，不能把少数当多数，更加不能把概率事件当成必然会发生的事件。难以自控地去看药盒里的说明书或者上网查找相关文字，然后被那些文字吓倒，不敢再吃，这是很多病人都会有的做法，后果可想而知。

安眠药：果真安眠？

服药后，病人大多感觉睡得很"沉"、很"香"，那么，安眠药所带来的睡眠是正常的自然睡眠吗？

实际上，绝大多数安眠药都会干扰睡眠结构，令失眠患者原本

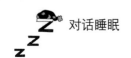

就不多的深睡眠进一步减少，原本就较多的浅睡眠也进一步增加，同时快速眼动睡眠明显受到抑制。这种改变模式与正常的睡眠结构相差甚远。但安眠药的确有助于延长睡眠时间，减少睡后觉醒等，在疾病的整个治疗过程中发挥着不可低估的作用。

安眠药的使用必须在医生指导下进行，不能因害怕药物依赖等问题而断断续续用药，更加不能自己给自己当医生，随意决定服用药物的方法。比如有的病人想早点睡觉，吃完晚饭就开始服药，结果非但不能很快入睡，反而令自己昏昏沉沉的，睡又睡不着，醒又醒不来。在这种迷迷糊糊的状态下，很容易导致摔倒骨折等意外的发生。而当临近惯常睡眠的时间点时，安眠药的浓度却已经处于较低水平，达不到理想的镇静催眠效果了。

若是一过性的单纯失眠，按需服用安眠药。但如果长期失眠，而且已经使用了一段时间安眠药，停药应先有步骤地进行减量。譬如将药物分开吃，或减少夜间用药；或者可以选择在休息日之前开始减药避免给自己增加"睡不着明天上班怎么办"的压力。一般每一周或两周减少 1 次，持续治疗停止后，可再间歇用药一段时间。整个停药过程可能需要数周甚至数月之久。骤然停药很容易出现戒断反应。

总之，对于安眠药，应"从战略上轻视它，从战术上重视它"。若有疑问，建议及时与医生讨论，不要自作主张。

以酒催眠？聪明反被聪明误

　　胡小姐是某公司的一名高管，同事眼中的她精明能干，积极乐观，喜欢运动，年年体检各项指标正常。怎么说都算是个健康的现代人了。但胡小姐说，最近这两年得了"春节性失眠"，每年临到春节，就开始发作。部门的人事变动、奖金分配、假期安排、各种应酬……所有的事情似乎都攒了一年的劲儿，一股脑地积在年底至春节的时间段里爆发出来。每件事，每个细节都马虎不得，都要考虑到各种可能性。上床睡觉前脑子里还要把第二天要做的事情以及需要注意的细节想一遍。熄了灯，脑子里还在不停地想啊想，思维如同一匹野马，狂奔不已。

　　胡小姐想起以前曾经试过应酬时喝点酒，回到家晕晕乎乎，什么也不想就睡到第二天早上了。于是，胡小姐就经常借年底、春节聚会应酬时猛灌酒，大家都说她"豪爽""酒品好"，但胡小姐自己心里是有苦说不出。

　　让她感到奇怪的是，刚开始的时候，酒还能控制一下那些如野马般的思绪，但慢慢地，那些"野马"的"酒量"也见长，喝了酒照样还是思绪万千，整个晚上好像做了很多梦，好像睡着又好像没睡着。第二天自然感觉很难受，头昏昏沉沉，口干舌燥。有几次喝得有点多，结果时醒时睡地躺到下午才起床，晚上就大睁着眼睛到后半夜才迷迷糊糊地睡去。

　　用酒精（乙醇）来催眠，是很多人都喜欢采用的"自我治疗"方法。殊不知，却是一种拥有短暂"蜜月期"的噩梦。酒精是一种精神活性物质，所引起的镇静嗜睡其实是一种中枢抑制作用。与酒精有关的躯体损害、人格改变、情绪问题、社会危害等在此不再详

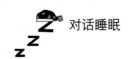

述，单就酒精对睡眠的影响，至少包括以下几个方面：

酒后兴奋：饮酒后如果处于兴奋期，个体会表现得欣快、话多、思维活跃等，如果处于麻痹期，病人可能会出现程度不等的意识障碍，兴奋躁动者睡意全无。

睡眠的结构与质量被改变：酒精（乙醇）所引起的睡眠结构和睡眠质量的改变，完全不同于正常睡眠，主要表现为浅睡增加、深睡减少、睡眠片段化等，因此，睡醒也没有清新解乏的感觉。

具有危险性：很早就有研究证实，酒精可使健康人睡眠时发生睡眠呼吸障碍和（或）血氧饱和度降低，如果原本就患有鼾症和（或）睡眠呼吸暂停患者，饮酒后的危险后果可想而知。

戒断症状：失眠是酒精依赖者戒断症状的主要表现之一。这也是导致部分患者"戒酒难"的主要原因之一。

加重睡眠紊乱：醉酒后的"睡眠—觉醒"昼夜节律改变以及睡眠卫生不良等，加重睡眠紊乱。

需要强调的是，自我心态调整和锻炼很重要，也是专科治疗方案的重要组成部分，但仅靠这两点，并不能治愈失眠。切忌用睡前一杯酒来催眠，严禁同时服用酒精和其他有中枢抑制作用的药物（如安眠药）。

江医生睡眠信箱

安眠药该不该吃?

患者小张来信:

江医生,您好!我失眠几个月了,每天晚上头脑很清醒,一点睡意都没有,白天就昏昏沉沉的,什么事情都不想做。要是哪天睡好了就像恢复了正常一样。家人和朋友都让我想开点,但我真的没什么想不开的,也没什么特别不高兴或是担忧的事情。去医院看病,医生就开了几颗安眠药。我也不敢吃,每次吃的时候就纠结半天,有时迷迷糊糊睡一觉半夜爬起来再也睡不着时再吃。请问江医生,安眠药真的能让我安眠吗?为什么我吃了之后也会醒,白天也昏昏沉沉的?都说安眠药有依赖性,那为什么医生还要给我开呢?我要怎么吃才没有依赖性?

江医生回信:

小张,你好!有些失眠的发生与情绪有关,有些关系并不是很大,有些甚至一点关系也没有。但出现失眠之后可能多多少少都会为此烦恼担忧,如果还纠结是否使用安眠药,就更有可能出现情绪问题。

建议还是找专科医师,详细了解相关信息后再来确定自己属于哪一种失眠,并对情绪状况进行评估。

治疗方案通常会是综合治疗,安眠药只是其中之一。医生

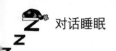

通常会根据病情需要决定是否使用以及使用哪一种。

建议遵照专科医师的医嘱，不要随意使用安眠药。合理、规范和科学地使用，可将其依赖风险降至最低。

不建议先睡一觉半夜三更醒来之后再加药，这样可能白天的困倦不适会更明显。

祝早日康复！

老年人要慎用安眠药

失眠让人痛苦，安眠药是失眠老人的无奈之选，不愿服，却又不得不服。

安眠药的不良影响主要包括：

（1）长期使用可形成依赖，甚至成瘾。

（2）导致记忆力减退，甚至提高患痴呆症的风险。法国和美国研究人员对 1 000 多名平均年龄为 78 岁的老人进行了为期 15 年的跟踪调查，调查开始时这些老人都没有痴呆症状，后来其中部分人开始服用安定类安眠药，结果显示，这部分人出现痴呆症的风险比其他人高 60%。研究人员表示，虽然这项研究目前只是揭示了一种相关性，不能完全证明安定类安眠药与痴呆症之间的因果关系，但为谨慎起见，建议人们尽量不要服用此类药物，医生在为失眠患者开此类药物时也应慎重。

（3）当心诱发其他疾病。由于老年人机体对于安眠药的吸收、代谢和排泄能力减弱，安眠药在体内大多是经过肝脏、肾脏代谢的，长期服用会增加肝肾的负担。

（4）安眠药会抑制呼吸。因此有呼吸系统疾病的老年人，安眠药物更应慎用或禁用。

老年人服用安眠药有几点特别提醒注意：

服安眠药一定要遵医嘱：安眠药的使用，一定要在专科医生和专业药师的指导下进行，勿自行服用。如果具备使用安眠药的适应证且无禁忌证，使用安眠药进行治疗则应本着"最短疗程、最小剂量"的原则。建议睡前一次服用足够治疗剂量。如果服药感觉无效，不要自己调整药量，而是要去医院复诊，请主治医生来明确问题，

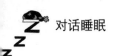

调整用药。有些病人，如睡眠呼吸暂停低通气综合征的重症患者，在没有同时采取有效治疗的情况下，禁忌使用安眠药。

找出失眠原因和影响因素，如抑郁焦虑，对症处理。

自我调整有助睡个好觉：睡眠是正常的自然行为，应顺其自然，如果睡不着，就不要着急想睡，不如平静地接受这种状态才能放松自己，这才是对待睡眠的正确态度。而人放松之后，睡眠反而变得容易了。心理上不必把睡眠看得非常重要，不要被睡眠的问题控制了自己，整天想着怎样才能睡好，那样反而会加重心理负担，导致恶性循环。

平时也要养成良好的作息习惯。原则上不主张白天打盹，最多在上午适度地打个盹，时间一定要短。要尽可能地保持"中午一小睡，晚上一大睡"的节律。最需要注意的是饭后安静地坐着看电视最容易瞌睡，对夜间睡眠影响很大。所以晚饭不要吃太饱，饭后要稍微活动一下。如果晚上9点以后有了睡意，就赶紧去睡，而不是再熬一下以为睡得越晚越好。

对于长期用药的老年失眠患者，不能骤然停药或强行撤药，此时小剂量使用安眠药反而是必要的。应在医生指导下，有步骤地慢速递减剂量，且须根据病情弹性调整。骤然停药很容易出现戒断反应，导致患者对停药产生恐惧，延缓停药进度。

江医生睡眠信箱

感冒了，晚上睡不好，白天昏昏沉沉，能吃安眠药吗？

患者小李来信：

江医生，您好！我原本睡眠就不是特别好，偶尔还要吃安眠药。最近几天感冒了，鼻塞、流鼻涕、咳嗽，晚上更加睡不好，有时候困得不行，一咳嗽就醒了，醒来再睡着又很难。白天昏昏沉沉，迷迷糊糊的，总想睡觉，躺在床上又总是睡不着。

睡不好觉抵抗力会更差的，我这样下去失眠会不会反复啊？感冒会不会好不了甚至发展成肺炎啊？这种状态太影响工作和生活了，我能不能睡前吃点安眠药好好睡一觉呢？

江医生回信：感冒与睡眠同治，更须慎用安眠药

小李，你好！感冒期间出现夜间睡眠受干扰是很常见的。尤其是当鼻塞、咳嗽等症状明显时更是如此，如果原来就睡眠欠佳的人，一般来说受干扰的程度会更重。白天的不适症状除了与夜间睡眠问题有关外，与感冒本身也有一定关系。

不必太过担心失眠会不会因此复发，处理得当，睡眠问题会及时缓解的。也不必太担心目前这种状态对身体抵抗力的影响，感冒和睡眠问题同时进行处理，一般就不会加重或导致肺炎等。

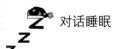

感冒和失眠同治时，有几点特别要注意：

（1）建议以治疗感冒为主。目前很多感冒药都含有镇静作用的成分，可以一箭双雕，一般不需要为了睡得更好点同时服用安眠药。如果自行服用，结果不仅事与愿违，还可能对身体造成更大的伤害。如果夜间睡眠确实受影响很大的话，建议咨询睡眠专科医生，以便进行更为恰当的处理。

（2）注意调整你的情绪，可做些松弛训练等，尽可能降低焦虑水平，对睡眠会有一定帮助。

（3）除午睡时间外，白天避免卧床。尤其避免晚饭后到睡觉前的时间里闭目养神和打盹。如果困倦，就寝时间可以稍早，但不应太早卧床。

（4）建议白天保证适度户外活动和光照时间。

（5）安眠药的使用应慎之又慎。感冒期间呼吸系统的负荷有所加重，原本有鼻炎、咽炎或睡眠呼吸暂停等疾病的，或同时服用感冒药、抗生素等药物的，安眠药的使用必须在专科医生指导下进行。

（6）患病及服药期间，戒烟戒酒，避免驾驶、高空作业和精细动作等。

（7）白天可多饮水，但入夜后尽可能限制所有液体的摄入量。白天即使困倦，也建议避免使用有兴奋作用的液体，如咖啡、浓茶、可乐等。

祝早日康复！

神奇的绿色保健品，我可不可以试试呢？

患者王阿姨来信：

江医生，您好！我是一个慢性失眠的患者，为晚上能睡个好觉，我到处求医，花了很多钱，吃了很多安神补脑的药和保健品，但好像都没什么效果。后来在你们医院治疗了一段时间，好像有点效果。不过医生给我开了安眠药，我怕成瘾所以不敢经常吃。

前几天，刚工作不久的女儿花了很多钱给我买了一大堆保健品。我以前没吃过，不过看说明书上罗列了很多功效，其中对睡眠也有帮助，很多地方也在播这种产品的广告，好像效果挺好的。请问我能不能停了所有药，只吃这个呢？既有效又没有副作用的绿色保健品，我可不可以试试呢？

江医生回信：保健品不是神仙药，须慎之又慎

王阿姨，你好！首先要明确一点：这个世界上，既有效又没有副作用的"神仙药"是不存在的。

导致失眠慢性化的主要原因之一就是不规范治疗。安眠药的确存在依赖的风险，但只要在专科医生的指导下，按照已有的用药指南来使用，就可以将个体产生药物依赖的风险及危害降至最低。如果您之前在医院的治疗方案开始起效，建议按照医嘱正规、系统地治疗。

保健品不是神仙药，对于人体来说，适量、合理、科学地使用保健品，可能会有一定的帮助，但其依据绝非产品广告。国家食品药品监督管理总局《关于发布 2010 年第 2 期违法药

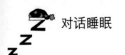
品、医疗器械、保健食品广告公告汇总的通知》（国食药监稽〔2010〕256号）里特别指出："提醒广大消费者，要在医生或药师的指导下购买药品；保健食品没有治疗作用，不能代替药品，请谨慎购买。"我想这是最权威的警示语了。

女儿的孝心可嘉，要点赞，但建议不要体现在买保健品上。多点鼓励、理解和陪伴则更好。可以考虑买点健身器材之类的，保健品不管广告说得如何天花乱坠，购买都请慎之又慎吧！

祝早日康复！

第五章

睡眠是个人的事儿

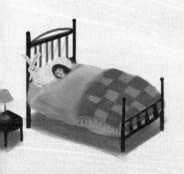

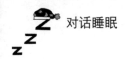

考试睡眠健康攻略：

大考在即，谨记"一切如常"

对话要点：考试睡眠健康攻略

学生的睡眠不足问题大多由来已久，紧张繁重的考前复习任务令许多考生都睡眠不足。临近中考或者高考，相信不少学生都听老师叮嘱过，现在开始不要再熬夜复习了，每天争取早点睡觉。可每天面对看不完的参考书、做不完的考试题，争分夺秒还来不及，岂可轻易言睡！老师考前一个月就开始叮嘱的话，不少学生直到考前一个星期还是没有落实到位。

大考前夕，这些习惯熬夜的"猫头鹰"白天能变成精神抖擞的"百灵鸟"吗？

人的睡眠不可能在三两天内调整至正常，而且越是担忧睡眠、越是急于睡着，反而越是难以入睡，即便勉强睡着了，也是迷迷糊糊、多梦易醒。不要强迫自己睡个好觉。

面临大考，很多考生多多少少会出现一些睡眠问题。这里给广大考生提供一些非常实用的睡眠攻略。

考前：顺其自然睡觉，尽心尽力应考

面临中考或高考这样的大考，学生睡眠时间会稍微减少。这属于生活中的应激事件，它必然会导致出现一些生理反应，其中之一就是睡的时间会稍微减少。所以，只要睡眠时间不少于 6 小时，就算比以往睡的时间略少，也不用太过紧张。有些人刚好相反，遇到应激事件时，睡眠时间不仅不会减少，反而更多。这也不必担心，

顺应自己的"自然反应"，睡够即可。

平时要有意识地训练自己：头脑里一想到"睡眠"，就马上出现一个词"顺其自然"。这样，可以尽可能地避免或减少因睡眠问题引起的焦虑自我强化。每天花一点点时间来学习和训练一些能令自己放松的技巧，并适时加以使用。这些做法，有助于在备考期间让自己这根"上紧了的发条"适度"回弹"，以确保考试期间能够持续保持最佳的弹力状态。

考前数日，考生应根据个人的惯常作息时间和考试时间来安排、权衡，采取"个体化"的睡眠调整方案，既保证最基本的睡眠需求，也不浪费一分一秒的时间。

无论如何，切忌千篇一律要求必须晚上 10 点上床睡觉。对有些人来说，早早上床并不一定能够早早睡着，相反，却容易出现躺在床上头脑很活跃，各种想法和各种复习资料的内容充斥大脑，这反倒更加难有一个好睡眠。

很多家长为了考生睡前能够放松，通常会让其听着轻音乐来睡觉，也有些考生为了抓紧复习，睡前仍戴着耳机来听复习资料。这两种状况都会产生较多的"垃圾睡眠"，降低睡眠质量和睡眠效率。因此，无论出于何种良苦用心，睡前都要拒绝电子产品。

考中：学习放下和简单生活，考试睡觉两不误

很多考生会有一种很纠结的心态：既希望一口气考完，免得几天都要受煎熬，又总是觉得还没复习完、还没准备好，所以希望每一场考试之间的间隔时间越长越好。每考完一门，既松一口气又紧一口气。对已考科目的结果以及对之后考试的期待、担忧，都会加重纠结的程度，甚至影响考试期间的睡眠。

从某个角度来说，这正是训练"学习放下和简单生活"的最佳

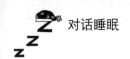

时机。我们这一生，会面临很多境况，其中很多境况的重要性会远远大过高考。当然，在当下，对考生、家长、老师而言，最重要的就是"考试"本身，而非考试的结果或所谓的"今后的命运"。已考完的，总是会留有遗憾和不完美，后悔已经无用，更何况自己所认为的正确答案也许并不是考卷的最佳答案，误打误撞的事也屡见不鲜。所以，摒除杂念，吃好、睡好、考好，是考试期间再简单不过的"三大需求"。建议考生和家长可以一起做个"简单考试安排"，明确每个时段的"唯一任务"，而放松、吃饭和睡觉都属于"必须完成的任务"。如果老师也能参与其中则更好，毕竟老师身经百战，经验丰富。

考后：适度补觉，勿让狂欢摧残了健康

大考结束之后，抛却所有规则大玩一通，是很多学生的心愿。这种做法并不可取，作为睡眠科医生，我每年都会见到不少因为大考后玩通宵结果生大病的病案。考试结束，无论临场发挥得如何，结果都已成定局。考生可能会出现各种情绪反应，有些属于正常，有些则属于病态，如有必要，建议向学校的心理咨询师或者专业的心理医生寻求帮助。要知道，睡眠已经因为漫长的备考而显得"不堪一击"，如果因过分玩乐继续剥夺睡眠，可能会导致睡眠彻底出问题，继而加重各种情绪的波动。

建议大考结束的当晚适度补觉，次日睡到自然醒，然后才开始安排接下来的"适度狂欢节目"。具体可根据每个人的特点及条件，采取适合自己的缓冲方式，顺利过渡。

提醒：安神药应在专科医生指导下慎用

需要特别提醒的是，如果以往没有使用过安眠药或带有安神作

用的非处方药，切忌在考前为了睡得更好而服用。因为每个个体对药物的反应都不相同，存在很大的差异性，无论某种药从理论上或他人的用药经验上来说是如何的安全和无副作用，都一定要在专科医生的指导下，谨慎选择。在临床上经常见到，有人服用了非常小剂量的、理论上数小时即可基本代谢完的药物，结果次日出现了头晕、反应迟钝和共济失调的情况。而现在很多所谓的保健药品，其成分也并不健康。所以，最安全的做法，就是尽量减少使用，如果要用，也应谨慎选择，慎之又慎。

特别提醒，对于某些所谓的提神饮品或所谓的"聪明药"，同样不能掉以轻心，以往因为服用此类保健品而出现过度兴奋、导致严重后果的案例时有发生。

专家支招：睡前两小时开始放松

大考在即，谨记"一切如常"。一周时间调整生物钟是不够的。"开夜车"的这种作息时间对于考试而言很不利，应该及早改变。在保证每天精力充沛的前提下，晚上早睡点，早晨早起点，让一天的兴奋点逐渐靠近考试时间。

为了保证考试的几天里有充沛的精力，一改平时的习惯每天很早就上床睡觉，不料却在床上翻来覆去睡不着，甚至想到第二天的考试，不由自主地越想越兴奋，这是往年很多考生遇到过的问题。更糟糕的是，越想睡着反而越睡不着。本来想提高睡眠质量，最后却易醒、多梦，睡得很糟糕。因此，中考和高考这几天，不必刻意打破平时的生活规律。此外，千万别因为睡眠不够好而焦虑，短期睡眠增减几个小时对青少年的精力影响不大，即使一夜没睡好，考生还是有充足的体能储备应付第二天的考试。

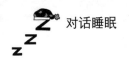

做好每天的弹性计划：

内容包括学习、休息、锻炼、吃饭和睡觉。饭要好好吃，觉要好好睡，才有可能保证充分的营养和精力去复习。尤其是睡前半小时至两小时，最好用于放松，不要选择看书做题，不要做些费脑费神的事，不要看那些让自己容易兴奋或产生强烈情绪反应的电视、小说等。

睡前这段放松时间的长短，要依据个人的情况而定。千万不要放下书本就去睡觉，更加不能趴在书桌上，心里想着只打个盹，实际上通常都是直接睡着了。

想办法缓解压力：

正确对待考试和考前焦虑。一定程度的焦虑对备考和考试的发挥都有好处，但太过紧张，往往会产生反作用，对睡眠不利。有很多种放松的方法，如找人聊天、听音乐、看报纸杂志等，最重要的是要找一种最适合自己的方法，但不建议通过蹦迪、玩电子游戏来发泄。

不要熬夜：

睡眠可以"压榨"的空间并不大，也不必刻意打乱平时的生活规律，要适可而止。考试这一特殊阶段一结束，就要尽早恢复正常的作息时间。

不要随便使用提神饮品：

如茶、咖啡等不要随意饮用，有睡意的时候应该尽快睡觉。也不宜使用安眠药，因为这样可能会将睡意残留到第二天，反而达不到考试时的最佳状态。

对小升初家长，江医生有话说

昨晚半夜三更收到一条信息，是某位朋友抱怨自己满脑子都是小升初的那些信息，睡不着觉好难受，好不容易迷糊了一下，竟然做噩梦，梦到孩子没有学校接收而吓醒，脑子不由自主地去回忆各种信息，时不时地就去看看手机，生怕漏掉重要短信或是电话，又想到自家孩子不努力、不着急，更是心急火燎。人很困很累，想到第二天还要上班就更着急了。可惜我看到这些信息的时候已经是今天早上了，于是决定写点东西送给家有考生的家长们。

我同样是个小升初的家长，也是天天被各种的群信息轰炸。每天必做功课就是下班之后"爬楼"翻各种聊天记录，也许是看手机的时间太长的缘故，最近视力都下降了。因为政策不透明，钻空子的个人和机构多，各种所谓的机会真假难分，作为家长，得在其中辨别真伪，及时抓住有用的信息着实不容易。我曾经感慨：作为小升初家长，要有一双火眼金睛和一颗足够强大的心，要成为信息粉碎机。当然，很重要的一点，要睡好觉。

同样作为小升初家长的江医生，有些话想要送给备受煎熬的爸爸妈妈们：

小升初只是一个阶段考试，连高考都不可能一锤定人生，何况小升初。所谓起跑线，只是一种催眠。所以，家长们，要淡定，时刻保持清醒。

选择适合孩子的学校最重要。其实，对孩子了解最全面的是家长，自家孩子如何，家长自己心里最清楚不过。先理顺自己对孩子的判断，再去看那些专业人士做的学校及升学政策分析就不会那么慌了，因为适合自己孩子的才是最好的。所以，家长们，勿贪心，

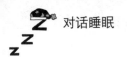

做好功课，选择适合孩子的学校，锁定目标，努力就好。

我认为，选择很重要，选择后怎么做更重要。

这一阶段是孩子们人生中的第一个重要时刻。与考上什么样的学校相比，也许更重要的是学习如何应对这种状况。学会在纷纷扰扰中辨清前路，努力去达成心中所愿，学习如何在挫折竞争中努力不放弃，学习如何打造和巩固战斗意志，学习不管是否如愿以偿都始终充满正能量，这才是真正的挑战，其间的收获也许是无法用成绩来估量的。

最好的榜样就是傅园慧，她说："使出洪荒之力才能说对自己很满意。"做最好的自己，是每个孩子应该努力的方向。

不得不说，养育孩子原本是一个家庭的共同任务，却往往事与愿违，无法全家参与。我常常会在不同场合遇到焦虑不安的妈妈，不停抱怨不管事的老公还有不听话的孩子。这是现代社会的通病，焦虑的妈妈＋缺失的爸爸（＋失控的孩子）都快成一个家庭的标配了，这是现状。每个家庭都需要学习停止抱怨、接受现实，然后根据自身情况尽力去调整平衡，将伤害降至最低。要时刻注意孩子们的身心健康状况，切忌在时而高压政策时而完全放养的两个极端之间游走。

最后一点，还是三句话不离睡眠，而且要重点说、反复说。

（1）睡前一小时，远离相关信息。连做梦都要梦见小升初的家长们，尤其得逼着自己放下，早早完成主要信息的整理之后就把手机丢开吧，剩下的零散信息留着第二天再去处理。学校是不会半夜三更打电话来通知孩子的。

（2）自身原本就有失眠和情绪问题的家长，最好能尽早找专科医生就诊咨询。要知道，过度的焦虑会传染给孩子，也会影响自己的判断，睡眠紊乱还会加重情绪问题。

安心备考，练好内功，必会美梦成真！

江医生睡眠信箱

雅思临近了，我却睡不着了

患者小莫来信：

江医生，您好！我准备参加12月份的雅思考试。已经为考试准备了好几个月的时间，不敢打游戏，不敢出去玩，每天都在学英语、做练习，有时候也会厌倦，不过更多的是紧张和担忧，怕考试成绩不理想，去不了好学校甚至出不了国。那样的话，我之前所投入的大量金钱、时间和精力都打了水漂，为了准备考试也放弃了很多不错的机会，岂不是有点得不偿失？

越是这样想，我越是患得患失。每天不睡觉的时候总觉得时间不够用，躺在床上睡觉的时候也总是在想那些单词和题目，有时候差不多睡着的时候会突然想起自己好像有道题做错了就爬起来检查，检查完了再躺回床上后就会很清醒。睡眠也很浅，经常做关于考试的梦。

这样的状况持续了半个多月的时间，我觉得自己的注意力、记忆力都开始出现问题。我很害怕这样下去还没有进考场就崩溃了。

请问我该怎么办呢？

江医生回信：努力在人，成事在天

小莫，你好！重要考试前出现此类情况是很常见的现象。建议从以下几个方面进行调整：

心态调整，摆正对雅思考试的认识、期望，出国也许是个最佳选择，但并非唯一选择。将努力放在第一位，不必去管结果，不必去权衡付出与回报是否成正比。

对考试而言，学习很重要，但睡眠、锻炼和娱乐也都很重要。要尽可能地保持健康的生活方式。做好每天的计划表，遵照执行。临考前适当调整即可。

建议睡前至少放松半小时。不看也不听英语，如果能够不想就更好了，至少不主动去想。避免上网、复习或做计划。如果准备睡或正在睡的时候突然冒出类似你说的某道题可能错了的念头时就不要理会，告诉自己"错就错了，没什么大不了的，天大的错睡醒了再说"。

考前适度的焦虑有一定好处，有利于发挥，但过度焦虑则可能影响健康和成绩。考试梦通常都是焦虑情绪的一种表达和释放。通过白天的调整可能会有所缓解，如果仍是频繁出现，我建议还是找专科医生看看。

当然，我建议你抽时间找医生面诊。单纯看文字有时候会出现理解偏差或无从执行的状况，反倒加重对症状和疾病的恐惧，打击治疗的信心。

祝健康、顺利地通过考试！

中国当代职场人士睡眠现状

每天 24 个小时，对你来说是太多还是太少？在你的时间分配中，睡眠又占了多少呢？

很不幸，在这个纷扰的时代，很多上班族觉得时间总是不够用，而貌似只有睡眠的时间最具弹性。为了能有更多的时间学习、工作或玩乐，睡眠成了可以推迟、忽视的部分，他们在卧室里放着电视或电脑，经常靠咖啡提神，加班加点是常态，工作之余还要忙着各种娱乐和学习，往往奋战至凌晨。创业一族看似不用朝九晚五，然而他们对睡眠时间的剥夺更是没有止境，每天可能工作十几个小时，一晚要赶几个应酬，熬通宵时有发生。过度透支睡眠时间导致的睡眠不足，似乎已经成为现代人的标志。

2014 年，中国医师协会与喜临门公司共同发布了"十大睡眠障碍高发职业排行榜"。从整体睡眠情况来看，工作越稳定，睡眠质量越好。其中，教师以 62.6 分位列各职业睡眠指数得分第一名，公务员则以 62.5 分紧跟其后，普通白领得分 61.6 分。睡眠指数得分最低的则是小微企业主、广告 / 公关从业者和媒体人，得分均在及格线以下，其中媒体从业人员以 56.5 分位列十二类位职业的末尾。

我接诊的睡眠障碍患者中，从职业分类来说，最多的是自由职业者，例如作家、艺术家、个人企业主、家庭主妇等，他们的作息时间很紊乱，人为打乱睡眠时间后反而睡不着。其次是倒班人群，比如医务人员，因为他们时常要调整自己的生物钟。也有不少教师，但这不能说明教师就是高发职业，这与教师个人对睡眠的重视程度有关。

事实上，少睡一个小时，并不等于多做出一个小时的成绩，而

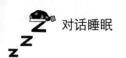

且第二天的精神状态、工作效率、注意力、思维能力都会明显降低，往往定期的体育锻炼也不再坚持，饮食变得一团糟。

也许，我们不够优秀，是因为我们睡得不够多？美国一位教授研究发现，在美国，表现优秀的人每天睡 8 小时 36 分钟，相比之下，普通人在工作日每天只睡 6 小时 51 分钟。

职场人士实现职业与人生规划的最起码保障，就是要睡眠好。要做好睡眠与工作之间的平衡，睡最有效率的觉。必要时，可以调整事业的目标和生活方式，毕竟健康才是最值得珍惜的。

自由职业者，比如工厂老板、作家、艺术家等，他们的睡眠问题主要由不规律作息引起。这部分人一般生物钟比较紊乱，破坏了身体节律，从而出现睡眠问题。媒体从业人员睡眠问题也很多，一方面是作息时间紊乱，最主要的是，媒体人员是睡前"刷屏"的主力军。他们可能是怕自己漏了什么消息，睡前就不断看新闻，要么错过睡点，要么就兴奋得睡不着，久而久之就有了睡眠问题。

对于夜班族，我建议，一方面尽量下了夜班第一时间睡觉，另一方面要按照时间调整好自己的生物钟。夜班有几个困倦点，按照正常人的节律，在凌晨 4 时会困，所以建议上夜班的人，找到自己的困倦点后，就每晚都在那个点睡十几分钟，就能保持清醒了。下夜班后，最好不要开车，回去后第一时间补觉，把杂事都往后放。睡一个饱满的觉之后，白天要晒晒太阳，做些锻炼。

睡个高效率的觉

再忙，也不能过度透支睡眠；再闲，也不能赖床等睡。每一天的时间都是有限的，工作、学习、娱乐与睡眠的时间都要计算好，用于睡眠的时间不能压缩太多，以免影响健康。如果不得已透支，要及时补觉，并且不要让透支成为常态。

要保证作息时间规律，科学、合理、智慧地安排每天的 24 小时

醒着的时候，要不打盹，不赖床，张弛有度，合理安排每天的工作、生活和娱乐，不能马不停蹄地工作或玩乐，等到疲劳症状出来后再花更多的时间去过度运动或是看医生。

睡觉的时候，要放下所有的事情，专心静心地去睡。越是临近睡觉时间，越要做些轻松的、不费脑力的事情，要避免躺在床上后还在总结今天做了哪些事、还有哪些事没有做、计划明天要做哪些事，否则失眠可能成为家常便饭，第二天又要疲于应付各种事情，结果一天到晚就一个"累"字。

要重视睡眠卫生，拒绝垃圾睡眠和无效卧床

现在，不少人有个坏习惯：每天躺下后还要玩一会手机或 iPad，甚至一玩就是一两个小时。国内有调查结果显示，人们都在抱怨自己睡不好，却舍不得早早睡着；58.9% 的人把上床后睡着前的时间用来上网。

上床睡觉前的一个小时，就应停止使用所有的电子设备，睡前某些可能干扰睡眠的因素更要直接"枪毙"，如睡前聊电话、刷微信

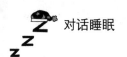

微博、追电视连续剧、讨论买房子换工作之类的重大事情，都属于"睡前不宜"。因为如果倒在床上还很忙碌很兴奋，这时想要享受睡眠简直就是天方夜谭了。

至于有些人在睡觉前控制不住地想问题、思绪纷飞，这可能隐藏着某些情绪问题和困扰，建议尽早咨询专科医生。

避免擅自用药，尤其不能擅自服用安眠药或有镇静作用的各类药物

特别强调一点：安全。失眠的药物治疗必须有专业人士的指导；对安眠药的监管也非常重要，服药期间更要禁止饮酒、开车等，避免意外发生。

夜班、倒班工作者，更要科学管理睡眠

夜班和倒班工作者、照管（婴儿、老人、病人等）者，因为工作或角色的需要，作息不得不与常人颠倒，他们的睡眠甚至是由一个个碎片组成。对他们来说，拥有充足而高质量的睡眠，的确是一个难题。无论在哪个国家，夜班劳动者的睡眠问题都表现得尤为突出。比如在美国，44% 的夜班劳动者每晚睡眠不足 6 小时，而在正常时段上班的劳动者中这一比例为 28.8%。

这一群体要重视科学管理睡眠时间，合理安排饮食、锻炼、光照和社交活动等。睡觉时要注意以下几点：保证周围环境全黑，可以使用遮光窗帘，或者戴眼罩；关机；养成良好的睡前习惯；睡前三四个小时不喝咖啡或酒；睡前两个小时内不做剧烈运动。

【江医生小提示】某种程度上讲，小孩子的睡眠是由大人来管理和调整的。有的家长忙于生意，顾不上小孩子睡觉；有的家长由于下班较晚，又想陪孩子一起玩，结果孩子玩得兴奋而睡不着；有的家长是一到周末或放假，就放开让孩子玩游戏、看电视。这些情况都会导致孩子的生物钟紊乱，睡眠调节能力不足，"晚上催睡觉，早上催起床"也成了令很多家长苦恼不已的事。

解决方法就是家长们要了解相关知识，管住自己。

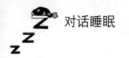

倒班：

夜班归来，第一时间补觉

夜班护士，作息状况堪忧

"医生，我们今天差点儿没命了！昨晚一个同事跟我临时调了个夜班。今天一下班，我就开车去接我妈妈来看病，在内环路上实在控制不住，打了个盹，就那么一两秒钟时间，结果差点儿就出了车祸。到现在，我这心还在怦怦跳，手心还在出汗呢！"静一进诊室，就拍着胸口、声音有些颤抖地跟我说着十几分钟前的遭遇，一副心有余悸的样子。

静在一家综合医院的急诊科当了几年护士。最近这段时间，她经常陪着妈妈来看门诊。我反问她："下了夜班第一时间要睡觉，你不知道吗？睡眠不足开车很危险，你不知道吗？"静很委屈地说："没有人告诉我下了夜班第一时间要睡觉啊！而且，我以前下了夜班也经常开车或者做其他事情，从来都没出什么意外。我见很多同事下了夜班也不睡觉，而是去逛街或者回家带孩子什么的，中午才开始睡觉。"静的答案出乎我意料，不过也反映出有关知识严重匮乏的现实。

静虽不是我的病人，却是离我最近的一类人。这些白衣天使，除了被世人歌颂的奉献之外，她们还有一种牺牲不应被忽视，那就是她们牺牲了自己的睡眠，来为病人提供24小时不间断的医疗服务。倒班，是几乎每个护士在某阶段都要面临的一个问题。但对倒班问题的关注不足却让我们多了很多"折翼"的天使。

24 小时"待命"，睡眠"靠边站"

不仅仅是护士群体，现代社会的发展，让这个世界多了很多需要 24 小时随时保持清醒的人。"随时睡随时醒"，有些是自己选择的，有些却是无奈之举。

比如林先生，他整天忙生意，经常满世界跑。由于他是负责设计工作的，用他自己的话讲，是"靠灵感吃饭的人"。灵感要是来了，随时得投入工作，哪里还顾得上睡觉，就算睡也根本睡不着。

阿强是一线记者，也是我的病人。他说自己从入行开始，手机从来都是 24 小时"待命"，无论何时，一有采访任务，必须想办法让自己在最短的时间里恢复冷静、敏锐的工作状态……

凡此种种，个案不同，却有一点相同，那就是都在睡眠或身心健康受到损害时，才后悔莫及。

倒班，把生活阵脚打乱

上述几个案例，都揭示了一个重要的疾病因素——倒班。在医学上，这叫倒班工作睡眠障碍，被称为昼夜节律睡眠障碍—倒班工作型。它是由工作引起的短暂失眠或过度瞌睡的症状组成。工作通常是在一般人睡眠的时间内。

据不完全统计，有 5%～8% 的人会经常或不规律值夜班，其中，多数人都存在不同程度的倒班工作睡眠障碍。病人通常会诉说：

（1）在一个夜班后的第二天早上 6—8 点时，无法维持正常睡眠。

（2）睡眠时间比正常工作时减少 1～4 个小时（美国和欧洲的调查发现，值夜班的工人每周睡眠时间比白班工人要少 5～7 小时）。

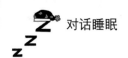

（3）主观上感到睡眠时间不足，尽管已经努力使自己适应睡眠环境条件，但仍会出现失眠现象。

（4）值班（尤其是值夜班）时打瞌睡，在坐车回家的路上也打瞌睡。

倒班工作使人体处于一种慢性睡眠剥夺状态，进而产生一系列不良后果，如过度疲劳、醒觉程度降低，导致差错、事故增多，心境和精神活动受到损害，甚至出现心理障碍和精神疾病，出现糖尿病、高血压等代谢综合征，社会功能受损、社交圈子缩小等。

国外有学者对从事倒班工作的男性进行长期随访研究，结果发现：其离婚率高达57%，大部分原因是夫妻间性生活不协调，也有因为倒班而不能进行正常的社交活动。而且男性倒班也会影响到其作为父亲的角色，比如，每当孩子放学回家后，他可能正在上班，而他下班回家后，孩子则在学校上课。

女性倒班者，其工作性质也不利于照料孩子或做家务，同样影响其作为配偶和母亲的双重身份。此外，倒班工作者常与上白班的朋友或社团产生社交隔离。

将倒班影响降至最低

如何有效降低倒班工作的不良影响，从某种角度上讲是个世界难题。目前，全世界已有很多地方推出了职业健康指引和专家建议，比如，香港劳工处职业安全及健康部就编印了《轮值工作指引》，具体可登录劳工处网站下载（http://www.labour.gov.hk）。

在此特别强调，面对和处理倒班相关问题，可采取分三步走的方法：

第一步，获取正确的信息。

第二步，制订正确的计划。

第三步，实施。

具体来说，包括多从权威途径了解有关睡眠卫生的知识，制订合理的工作生活计划，奉行健康的生活模式，改善工作环境和睡眠环境，协调各种计划安排并付诸行动。

每次下夜班后，应迅速"补觉"，将夜班带来的疲劳减轻到最低。

进行合理、科学、灵活的轮班编排。比如缩短每次夜班的时间；排班时考虑职工家庭因素（如已有小孩和尚未有小孩）而有所区别和照顾；实行集中某段时间内连续夜班后，再连续休息一段时间。

下夜班后，建议使用公共交通工具（如地铁、公共汽车），避免自行驾驶，以防发生意外。

最后，套用电视剧《我的青春谁做主》里的一句经典台词："如果不能改变结果，那就完善过程。"如果我们不能改变轮班工作的现状，那就应该想办法，将倒班工作对健康的不良影响降至最低。

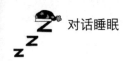

恐过年恐失眠的吴小姐：

如何驯服失眠这匹野马

　　吴小姐精明能干，积极乐观，喜欢运动，年年体检各项指标正常，以上班族的标准来看，算是十分健康了。但最近两年，她却得了"年关恐惧症"，每年临到年关，就开始发作。她这"年关恐惧症"主要来自工作和春节回家的压力。

　　在工作上，每到年末，部门的人事变动、奖金分配、假期安排、各种应酬，各种事情数不胜数。吴小姐是高管，每件事、每个细节都不敢马虎，都要尽量考虑各种可能性，避免出错。在过度紧张的情况下，她上床睡觉前，脑子总是忍不住把第二天要做的事情以及需要注意的细节再仔细想一遍，思绪如同失控的野马，完全无法勒住缰绳暂停思绪、安静入睡。前几年的年关，这样的情况通过锻炼和自我放松就能缓解。但近两年，这么做已经不奏效了。更糟糕的是，躺在床上时，很多与工作不相关的事情也跟着一起涌到脑子里：白天坐车的时候听到别人说的一些话，父母要是问起今年什么时候回老家该怎么办，明天该穿哪件衣服去上班，中午是要自己吃盒饭还是约朋友一起吃饭，报纸上的新闻，路上看到的广告……别说是休息了，吴小姐感觉自己反而像是开了个会一样疲倦。更有甚者，有时突然想到某件重要的事情没有交代，心里一急，竟然从床上坐起来，恍惚间不知自己身在何处，有几次竟然怀疑自己当时是在会场上睡着了。越临近春节，入睡困难、早醒和多梦就如同加班一样越发寻常，有时勉强睡了几个小时，醒来仍觉疲惫不堪，浑身肌肉酸痛，根本不想起床。

　　不仅仅是工作，春节想回家又不敢回也是一大困扰。吴小姐是典型的白领女性，家里人整天念叨的就是让她早点嫁人。人前风光无限的她，一回到家，就变成了"老大难"，亲戚朋友们的那些眼神和口水，十足一副不淹没她不罢休的架势。于是，每每临近春节，被人逼婚、追赶、争吵之类的噩梦也会频繁出现。

今年，这些困扰无一例外都在继续，而且多了件大事来凑热闹。上个月公司有个高层离职了，公司有意在吴小姐这一级的高管里提拔，竞争很激烈。吴小姐需要考虑的问题更多了，更担心晚上睡不好会影响自己白天的工作表现和形象。谁知道越怕什么越遇到什么，担心年关会失眠的吴小姐在年底如期失眠了，最近更是连着几个晚上通宵未眠。

失眠的原因很多，一般来说主要包括以下几个方面：

急性应激：这是失眠的主要原因，主要有一过性兴奋、思虑、精神紧张、近期居丧、躯体不适及睡眠环境改变、时差反应等。及时调整就可避免变为慢性失眠。

药物引起的失眠：兴奋性药物可引起失眠，如咖啡因、茶碱、甲状腺素、可卡因、皮质激素和抗震颤麻痹药。

心理性失眠：由于过度的睡眠防御性思维造成的，常由于过分关注自己的入睡困难，担忧，以至思虑过度、兴奋不安或焦虑烦恼。在试图入睡或继续再睡时相应的沮丧、愤怒和焦虑使他们更清醒以致难以入睡。

精神疾病引起的失眠：精神疾病引起的失眠，如抑郁症患者的早醒，或是强迫、幻觉等症状对睡眠造成的影响。

其他：比如躯体疾病、不良的睡眠卫生、作息时间紊乱、居住环境干扰等。

吴小姐的失眠主要包括了几个方面的问题：首先是睡眠卫生方面，睡前过多考虑工作和生活上的事情，尤其是临睡时还要考虑第

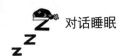

二天的工作细节，会令大脑太过兴奋，很难平静，即便入睡，也容易出现浅睡、多梦、噩梦等；其次是存在明显的情绪问题，包括各种生活事件导致的情绪问题和她对失眠及其后果的过分担心恐惧等，都可能引发和加重失眠；最后是早期出现问题没有给予足够的重视，没有及早找专科医生诊治。

通常产生严重或慢性失眠有三个关键要素：失眠患者多具有特定的易感素质、存在促使失眠发生的因素以及可能存在使失眠得以持续的因素。以三个关键要素为主线，构成一张千丝万缕的网络，失眠患者就被困在网中，越想挣扎出去结果缠得越紧。吴小姐的个性追求完美，易紧张和多虑，对细节和他人评价过分关注，工作和生活中的一系列事件必然会导致她的情绪和睡眠受到远超于平常人的影响，如果这些事件并非一过性，尤其是某些事件会定期出现的话，形成恶性循环也是预料之中的事了。越怕什么越来什么，越是担心失眠反倒越容易失眠，而担心失眠的不良后果成为恶性循环的催化剂。

临床上我们会遇到很多"吴小姐"，我们身边也有很多人，甚至我们自己，也可能会在某些特定的时刻成为"吴小姐"。四年多前我曾是个新深圳人，刚到深圳的那个星期里，我也几乎成为另一个"吴小姐"。家里没有收拾好，到处都是箱包，日用品也不全，新单位需要了解和适应的东西也很多，开展工作需要考虑和准备的也很多……每天脑子里就被各种各样大大小小的事情充斥着，睡觉的时候思绪也成了一匹野马，虽然已经及时采取了些措施，但还是过了几天才驯服那匹野马。因此，如果因为某些生活事件导致睡眠和心情受到轻微干扰，这是正常反应，正确的处理应是不忽视也不过分关注，避免过度紧张和担忧，尽早咨询专业人士，及时调整，切忌讳疾忌医或者病急乱投医，更不能擅自药疗，滥用安眠药或其他助眠药。

除了吴小姐遭遇到的种种事件，导致春节前后及期间出现失眠的具体原因还有很多，比如有的是为经济紧张年关难过，有的是为能不能买到票焦虑不安，有的是因为放假前拼命熬夜加班，放假后赖床补觉，完全没了正常的昼夜节律，等等。每个人的病因不同，治疗方案也会有所不同。早期症状轻微时可以在医生的指导下采取些自我松弛和调整的方法。比方说，如果因为需要处理的事情和困扰太多而失眠时，可以尝试一下"清算法"，即逐一列出"失眠原因清单"，在其后简单列明解决方案，然后实施；对于有些非个人意愿所能完成的事情，如不能如父母所愿结婚生子，不能如己所愿升职加薪等，要学会"没心没肺"和"自我原谅"；要加强锻炼，但睡前至少2小时内避免剧烈运动等。

需要强调的是，自我心态调整和锻炼很重要，也是专科治疗方案的重要组成部分，但仅靠这两点，并不能治愈失眠。治疗前应首先评估个体的情况是否符合失眠症的标准、是否伴发其他疾病，注意评估失眠的频率以及对个体日常功能的影响，尤其要注意评估生活质量，对工作、情绪以及社会功能的影响等。

好好呵护你的睡眠，就不会让它变成野马！

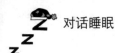

 江医生睡眠信箱

职场透支：心想事成，代价几何？

患者小张来信：

江医生，您好！我是个小学老师，原来在家乡一所还算不错的学校上班，因为某些个人的原因，今年初辞了职，应聘了深圳的一家民办小学当代课老师。

现在的工作压力很大，因为是临聘人员，工作任务相对更重，待遇也不高。我想要表现好些，这样转正的机会可能会大些。所以除了自己的教学任务之外，还主动参与了学校的一些社团活动，还要见缝插针地复习准备考试。

时间总是不够用，晚上两点前没有睡过觉。最近发现，虽然我倒在床上就能睡着，但总是做梦，各种奇奇怪怪的梦，早上闹钟响的时候，还是很困很困。丢三落四的情况时有发生。我越是想做好点，好像运气越差，遇到的问题、出现的差错越多。

这样下去我怕自己会得抑郁症或精神错乱。请问我该怎么办呢？

江医生回信：透支慎重需有度，平衡才是制高点

小张，你好！每个人都会遭遇这样的状况：为了某些事情不得不透支自己的健康。很多时候，很简单也是最多采取的一种透支形式就是压榨睡眠时间。但这样的做法是拿健康做赌注，不应也不能持续太长时间。

根据你目前的状况，有以下几个小建议：

做好时间管理，要做的事和可做的事都很多，要学会做到有所为有所不为，尽可能不以牺牲健康和睡眠为代价。做的事少不代表不优秀或是不出彩。花点时间好好规划一下，然后再去执行。

要注意劳逸结合，心情愉快，这样才能保证工作效率和生活质量。

睡前要给自己半小时左右的时间"放"和"松"。放下各种"包袱"，才有可能轻轻松松睡个觉。那些奇奇怪怪的梦，就是给你敲响健康警报了。

有需要的话，找专科医生或心理医生咨询一下。

祝早日康复！心想事成！

睡前预演精神百倍，代价却是失眠又困倦

患者小雯来信：

江医生，您好！我来深圳工作快两年了。深圳的机会很多，压力也很大，我想做得更好，每天睡觉前，我习惯把白天发生的事情再回忆一下，并把第二天准备要做的事情好好计划和预演几次，希望能够少出错，以最短的时间达到我的奋斗目标。但现在失眠的问题越来越困扰我，一躺在床上就非常清

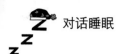

醒，脑子里像放电影一样，什么琐碎的事情都会自动想起来，白天的精神却越来越差。

请问这是怎么回事啊？我该怎么办呢？应该休个长假或者干脆辞职不干吗？

江医生回信：放下包袱，轻松上阵（睡眠）

小雯，你好！你的问题虽然处理起来稍微有些难度，需要一定时间，但实际上是个非常简单易解的问题。核心建议是轻松上阵（睡眠），不要主动给自己加包袱。睡眠前的一两个小时里，要尽量保持放松。

作为正在打拼的年轻人，压力是必然存在的，每天需要面对和考虑的问题也很多。但无论怎样，睡觉前还是不要主动去考虑此类问题。光靠想是不能解决任何问题的，而且还容易出现睡眠和情绪问题。想已经发生过的事基本上是于事无补的，想还未发生的事情也许当时感觉很好，但第二天就会发现，前一晚想的各种细节要么记不起来，要么根本就找不到之前的感觉。如果想当时发生的事，也就是关于睡眠的事儿呢？很有趣的一个现象就是，越是想要好睡眠往往却是更加睡不着。

所以，要学会睡前将几乎所有事情都视为与己无关，"事关不关己都要高高挂起"。如果的确是有很多事情等着第二天去安排处理的话，可以试试我们的行为处方：准备一支笔、一张纸，把所想的事情简要地罗列出来，然后收起记录，像一休小和尚一样大声告诉自己："就到这儿吧，休息！休息一会儿！"

调整需要时间，而且要有科学的方法。恶性循环一旦形成，很难完全凭自己去调理好，也不能靠休假甚至辞职解决根本问题，要及时咨询专业医生，必要时短期服用某些药物。

祝早日康复！

要应酬又要睡好觉，怎么办？

患者阿强来信：

江医生，您好！我是一名刚毕业工作不久的男孩子。因为工作的需要，经常晚上会有应酬，有的时候回到家已经凌晨两三点钟了。

我读高三的时候，曾经出现过一段时间的神经衰弱，坦白讲后来的睡眠质量都是一般，稍微有点影响就会睡不好觉，甚至通宵不眠。

我很喜欢现在的工作，应酬本身对我而言也不存在什么问题，最大的问题是回到家里，我经常睡不着觉，就算躺在床上，眼睛已经很累了，脑子却很兴奋，总是不由自主地回想之前的音乐或者那些人和事，感觉很累。第二天早上通常要到十点多才会觉得有精神。我担心这样的精神状态会让领导觉得我能力不足或态度不认真，对我的前途会有不好的影响，请问我应该怎么办呢？

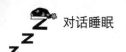

江医生回信：应酬与睡眠，鱼与熊掌

阿强，你好！我们通常不主张睡眠有问题的人从事可能干扰"睡眠—觉醒"周期节律或者导致睡眠卫生不良等的工作、娱乐等。神经衰弱的病人，一大特点就是易兴奋却难平静，晚间应酬通常会令人头脑兴奋不已，对睡眠造成极大的影响。

如果你的确非常喜欢又擅长这份工作，不妨先尝试以下方法：

✓ 不主动应酬或晚间娱乐，尽可能将夜晚留给睡眠和休息。

✓ 应酬回到家后给自己一段时间的放松，尽可能快地恢复睡前理想的松弛状态。是否可以使用药物应提前征求专科医生的建议，但如有饮酒，则建议不要用镇静类药物。

✓ 晚八点后限制液体的摄入量，如有可能，不饮酒吸烟。

✓ 不应酬的时候，好好珍惜，睡个好觉。

✓ 根据自己的状态合理、科学地安排白天的工作。

✓ 加强锻炼，假期的时候尽量多点户外活动或远足。

✓ 如有机会或可能，建议换工作或工种。

如果自我调整效果不佳，建议还是早点到专科医生处就诊。

应酬与睡眠，鱼与熊掌。想清楚自己想要什么，能承受得起什么，最好不要抱有侥幸心理。不断适时调整，至关重要。

祝健康快乐地工作和生活！

分身乏术，结果睡眠跟着遭了殃

患者小张来信：

江医生，您好！最近有几个项目同时在做，工程进度很紧，头绪很多，压力又很大。感觉脑子一直没闲着，时刻都在想着几件事情。有时候躺在床上翻来覆去睡不着，做很多梦，有的与工作有关，有的也没有关系。早上醒来的时候总是感觉非常疲惫，好像整个晚上都没睡着。上班的时候经常感觉精力不足、力不从心，感觉工作效率下降，有时候脾气不免暴躁。好不容易遇到休息日不用加班，想要好好睡个够，脑子却更加清醒。请问这是怎么回事呀？我该怎么办呢？

江医生回信：

小张，你好！很多人都会在某一个时间段出现同时要"应付"多个生活事件的状况，出现一过性的警觉性增加、睡前头脑过度活跃等问题都是很常见的。与之相应的，是夜间睡眠深度不够、质量下降、多梦，以及次日的白天功能受损等。建议分清主次、做好计划和安排，睡前至少空出半小时左右给自己放松。切记，睡眠时间是不能无限制压榨的。如有需要，可以咨询睡眠专科医生如何安排此阶段的睡眠时间表。情绪的波动可以向心理医生或精神科医生求助，采用药物和/或心理治疗。

祝早日康复！

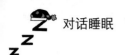

都是工作惹的祸？

患者阿霞来信：

江医生，您好！我睡不好已经好多年了，睡前总是会考虑工作的事，想通了都不知道什么时候睡着的，早上闹钟响的时候我还没睡醒，迷迷糊糊地起床、上班，日子过得实在是煎熬。上班总是有做不完的工作，下了班连话都懒得说，又没精神，经常闭着眼睛听电视，挨到十点多去睡觉。结果脑袋一挨着枕头，又开始想工作了，思绪赶都赶不走。都是工作惹的祸！真希望休个长假好好调整，实在不行，想辞了工作。医生，您说我是不是该先休假试试呢？

江医生回信：

阿霞，你好！你的睡眠问题的确与工作有一定关系，但并不都是工作惹的祸，所以，休长假或辞工作非但不能根本性地解决问题，反倒有可能加重症状。因为没有准时上班和保持工作状态等的"压力"，有可能会导致更多睡眠卫生不良的行为，如不规律作息和赖床等。以下是我给你的建议：

✓ 尽早去找专科医生就诊，接受专业指导。

✓ 合理安排工作，提高工作效率，避免过多无谓的加班。

✓ 辞职的冲动要控制，是否休假或休多长时间要视情况而定，可以与医生讨论此事。

✓ 下了班之后的生活要合理安排，避免过多考虑工作、打盹等，尤其是睡前。

✓ 加强户外活动，多晒晒太阳，多锻炼。

✓ 保持良好心态，乐观平和，多与家人朋友沟通，必要时可接受心理医生的帮助。

祝早日康复！

要被提拔了吗？想想就睡不着

患者小郑来信：

江医生，您好！最近有个领导说有意要提拔我，他要我争取好好表现，还让我暂时保密。本是件令人振奋的事，但自从知道这个消息以后我就出问题了。不管上班下班，我脑子里老是想着这事儿。生怕别人看出我有什么不妥，生怕哪个细节做得不好或是出什么差错，晚上翻来覆去睡不着觉，就算睡着了也很浅，做很多稀奇古怪的梦。慢慢地，我就开始害怕睡觉，怕失眠了第二天状态更加不好。请问我该怎么办啊？这样下去别说提拔了，我恐怕连工作都保不住。

江医生回信：升迁，淡定才有好睡眠

小郑，你好！谢谢你的信任！遇到此类"有待期望和表现"的事情，出现一过性的情绪波动和睡眠紊乱是很常见的。因为在意与不确定，所以会很容易假想很多可能性。"闲不住"的大脑会在睡眠时继续高速运转。建议尽快调整心态，以平常心对待。睡觉前至少一个小时内"放下"此事。学会淡定才能

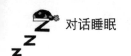

成大器成大事。另外，睡眠是经不起担心的。越是担心，越是睡不着。稀奇古怪的梦可能只是情绪的某种释放。

建议先自我调整一下。必要的时候，咨询专科医生。

升职加薪了，也轻松自由了，我却睡不着了

患者小张来信：

江医生，您好！我原来在家乡一家公司就职，因为工作表现不错，加上总公司刚好有个项目要开始，就把我调动到了深圳总部。表面上是升职加薪了，但坦白说，我心里并没有预想之中的兴奋与成就感。因为老婆、孩子与亲戚朋友都还在老家，而我是个热闹惯了的人，一下子还真不习惯。上班事情不多，下了班回到家更加没啥事可做。有段时间我迷上了看电视，每天晚上看到三更半夜，电视剧一集接一集看，一个台接一个台换，有时候实在没有好看的电视剧，好像也没啥睡意，就只好随便找个节目干耗着。最近发现白天上班的时候老是打瞌睡，这样下去恐怕不是办法，可我一到晚上就很精神。请问怎么办？

江医生回信：

小张，你好！你所说的情况在深圳很常见，有的夫妇是因为工作关系两地分居，有的一两个月才团聚几天，有的要几个月甚至一两年，有的虽说算不上两地分居，但平时住在厂里

宿舍，周末才回家里，同样都存在很多问题，适应过程和所需时间因人而异。因为环境改变所出现的"空窗"期，需要用点心思，科学、健康地顺利过渡，建议至少应有以下几个方面的调整：

　✓ 尽快适应不同环境下的生活方式改变。这一点，建议与家人一起商讨后再定，共同努力，让不同环境下的生活各有各的精彩。

　✓ 尽可能主动安排每天下班后的时间，要做到合理、有度、规律，尤其是睡前 1～2 小时内，尽量避免让自己太过兴奋，不看电视剧，不上网，不玩手机和电脑，一定程度地限制打电话的时点和时长，杜绝垃圾睡眠，严格限制白天打盹和卧床时间。

　✓ 上班时尽量让自己忙起来，尽快融入新团队。白天多些户外运动时间。太过轻松和自由，有时候并不见得是件好事。

　充分利用好资源，发挥好社会支持系统的作用，必要时看看心理医生或睡眠专科医生。

新官上任三把火，我的睡眠被烧着了

患者小吴来信：

　江医生，您好！我是一个企业的中层干部。之前的上司虽说要求严格，但脾气尚好且易沟通，是结果导向型的上司，与我比较契合。最近公司人事变动，上司换了。都说新官上任三把火，也听闻这个上司是固执己见、追求完美到极致的那种人，不仅要有好结果，还要好过程。从听说开始到现在，差不多过去两个多星期了，我第一次体会到什么叫寝食难安。尤其是最近，甚至常从梦中吓醒，梦见的都是些令我很不安的场景，甚至还梦到过被人追杀。也有几个下属透露出要离职的意思。昨天上司通知下周一开部门全体大会，内容是关于今年工作目标和人事安排的调整。我看了一下大纲，结果昨晚竟然通宵未眠。请问我这样的情况需要服药吗？能改善吗？使用药物会不会形成依赖？

江医生回信：

小吴，你好！遭遇此类变动时，几乎所有人的睡眠和情绪都会出现某种程度的波动。波动程度视乎变动对你的冲击强度、既往是否有情感障碍或失眠病史、你惯有的应对方式、是否具有良好的社会支持系统，等等。

建议先自我评估受影响程度，如果明显感觉痛苦或是影响生活及社会功能，则最好尽快找专科医生咨询诊治，是否需要用药由医生来定。如果自觉尚可应付，则建议至少从以下几个方面进行调整：

✓ 尽可能以平常心对待。无论上司是怎样的人，与你也都只是工作关系，无论烧几把火，目的也都只是把工作做得更好。磨合和适应都需要时间，对每个人来说，这种改变不见得是件坏事。

✓ 争取把工作留在办公室。多写、多做、多沟通。

✓ 尽可能保持惯常的生活状态，尤其是锻炼和家庭生活、社交活动。

✓ 睡前至少半小时以上，把工作和上司下属都暂时放下。也许睡着就容易多了，噩梦也少多了。

如果自我调整数天，感觉效果不明显，建议及早就医。

祝早日康复！

辞职在家也睡不好觉，怎么办？

患者阿雯来信：

江医生，您好！我失眠有七八年的时间了。以前曾经工作过，但觉得压力很大，会加重失眠，所以后来就干脆不上班了。家里人知道我睡不好觉体质弱，也不太让我干活或是让我操心。我现在每天就是接送一下孩子，买买菜上上网美美容，很轻松，没什么压力。可我的睡眠却一点没有好转的迹象，每天浑浑噩噩的。这样的日子什么时候到头儿啊？

江医生回信：

阿雯，你好！首先，有些人的睡眠问题是因为压力大所致，有些人则不是；而有些人面对压力会出现睡眠问题，有些人则不会。所以，对于你而言，睡眠问题与工作生活压力方面的关系到底是怎样的，暂时不好下定论。如果你非常想了解，

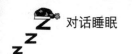

还是我专科医生面诊比较好。

其次，对于健康的年轻人来说，适度的压力非常重要。从某个角度上讲，这种压力可以让人保持一定的活力、动力和激情，生活才可能变得充实和"有滋有味"。简单说，就是要"有事做"。这种压力或事情并非以收入多少来衡量，更重要的是自我内心的感受。

只有把清醒时的生活和锻炼安排好了，睡眠才有可能逐渐改善。

如果你觉得自己调整无从下手或者效果不佳的话，寻求一下专科医生的帮助吧。

祝早日恢复健康！

退休了，睡不着

患者老莫来信：

江医生，您好！我退休一年多了。以前睡眠就不太好，身体也总是有这病那病的，所以就提前办了退休手续。退休后每天有大把的时间来睡觉，早上有时赖到八九点才起床，也可以有更多时间把身体好好调理一下。结果事与愿违，我发现退了休，睡眠反倒越来越差了，经常感觉一个晚上都没怎么睡着，病痛也越来越多，有时候总觉得浑身说不出来的不舒服，经常愁眉苦脸、唉声叹气的。家人都说我得抑郁症了。请问我是得了抑郁症吗？有那么严重吗？

江医生回信：

老莫，您好！您所说的情况其实很多老年人都经历过。根据您的描述至少存在以下问题：

第一，存在明显的情绪问题，有些躯体不适也可能与情绪密切相关。至于是不是得了抑郁症，都有什么原因引起这些情绪改变，需要如何去应对等问题，建议还是咨询一下专科医生。如果的确了抑郁症也无须讳疾忌医，采取药物和/或心理治疗，可以得到明显改善及痊愈。

第二，退休之后，生活圈子和生活方式会发生改变，这需要提前做好心理准备，并预备一定的过渡期，有的人甚至因为不能很好地适应和调整而出现一系列的身心疾病。如果体弱多病，退休后更需要根据自身状况选择适合自己的健康生活方式，保持心情愉快，扩大社交圈子，加强体育锻炼，培养兴趣爱好等。

第三，存在明显不良的睡眠卫生和认知，比如赖床和过度担心睡眠。早上睡醒了就要起床，不要迷迷糊糊时睡时醒地在床上赖着，这样做不仅会降低睡眠效率，也不利于睡眠自身调节的恢复。退休之后的确有大把时间由自己支配，但最好不要浪费在赖床上。睡眠是个很奇怪的东西，你越去关注，越担心失眠，就越是会失眠。学会与失眠做朋友，相伴而行，也许失眠的影响就会越来越小，睡眠也会越来越好。强调一点，专业的指引非常重要，很多我们习以为常的细节对睡眠其实是有害无益的。比如有的人习惯睡前躺在床上看电视或听收音机，就属于睡眠卫生不良，对睡眠最大的影响不是促进而是干扰。

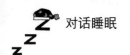

总之一句话，不要自己胡思乱想，早点看专科医生才是上上策。

祝您早日康复！

医者不自医之一：医生

患者小张来信：

江医生，您好！我其实也是一名医生。做这行，一早就预见会经常直面生死，我也自感这个职业责任重大，所以，读书的时候认真学习，工作的时候除了认真工作之外还继续认真读书。我觉得这些都是职责，是本分，虽辛苦但自豪。但近年来的大环境却让我越来越迷茫，不知道自己到底在坚持什么。总是听说同行有的被砍杀，有的好医生辞职到体制外执业，有的地方多人患癌，有不少人英年早逝……每每发生恶性事件，媒体和舆论的导向让我心寒。不知从什么时候起，睡眠开始出现问题，入睡难、浅睡、多梦，甚至会做噩梦，白天上班也不像以前那么有干劲。请问江医生，对于我这种情况，您有什么好建议呢？

江医生回信：

小张，你好！非常感谢你的信任！你所说的，我感同身受。有几点建议仅供参考：

● 爱自己。我们要保护好自己的身心，保护好自己与家人朋友，保护好让自己内心获得宁静和谐的时间，哪怕是瞬间。其实也只有这样，才能更好、更长久、更健康地做好工作。做好时间管理是捷径。

● 如果你没有改行，那就继续爱这一行。做你自己该做的事和能做的事，让外来干扰变成浮云。如果自己已做到尽职尽责，那就继续自豪和自我鼓励嘉奖。

● 注意睡眠卫生，让影响自己的事件或信息尽可能远离就寝时间。但理论上的东西有时候在实施过程中需要掌握技巧和灵活调整。如果有需要，可以直接来找我。

祝早日做回自己想要的自己！

医者不自医之二：医学生

患者小苏来信：

江医生，您好！我是个医学生，也是个慢性失眠患者。坦白讲，虽然听起来自私了点儿，但我学医的初衷真的只是想帮自己医治身心方面的疾病。我虽然做了很多努力，尝试跟着书上做自我治疗，但失眠不仅没有好转，似乎还有加重的趋势，很是困扰。请问我该怎么办？

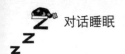

江医生回信：

苏同学，你好！首先欢迎你加入医学队伍。很多人接触医学知识都是出于自身的需求，想要帮助自己和身边人解除病痛，这无可非议。失眠看似症状很单一，似乎治疗也应该很简单，但实际上失眠作为表面症状，多数犹如冰山一角，尤其是慢性失眠，潜藏其下的可能是复杂的原因。对于此类病人，建议最好先由专科医生进行整体评估，再来制订个体化治疗方案，不能主要靠自我治疗。原因之一就是失眠病人对自己症状的评价很多时候会有偏差，比方说有主观性失眠的病人，即便晚上睡了五六个小时，起床后还是觉得自己整晚没有睡觉，如果按此进行治疗的话，后果可想而知。对于自身的问题，很少有人能够做到自我救赎与自我和解。建议找专业人士来完成这件事。而在接受他人帮助的时候，请谨记以病人的角色和身份，才有利于更顺畅地接受治疗。你曾经是个病人，丝毫不会影响你成为好医生来助人！

第六章

睡眠是一家人的事儿

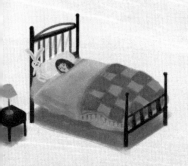

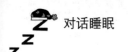
 江医生睡眠信箱

保重好自己才能照顾好他人

患者小李来信:

江医生,您好!以前我的睡眠一直很好,头挨着枕头就能睡着的那种。上一个寒假,我妈妈突然因病住院,家里没有其他人照顾她,正好我那段时间不用上学,所以就整天都在医院里待着。妈妈晚上经常会痛醒,我就需要不停帮她按摩。妈妈住了一个星期的院,我几乎没怎么睡过完整觉,回到家后发现自己竟然开始睡不着了,就算勉强睡着,也会时常做梦甚至惊醒。

江医生回信:

小李,你好!我们这一生,必然会经历因为他人的缘故不得不牺牲自己的睡眠。比如家人生病了,有新出生的婴孩,要等候夜归的人,要上夜班,要加班赶工,等等。遭遇这些事件的时候,抱怨无益无用,随心而为则有可能带来更多的问题,此时必须要技巧性地管理好自己的睡眠。

原本睡眠就有问题的人,原则上不主张夜间照顾他人,但如果别无他法的话,只能见缝插针地休息,寻求他人的帮助给自己或长或短"完整喘息"的时间段是必需的,力争把损害降至最低。强烈建议征求主诊医生的意见看怎样的应急调整策略是比较适合自己的。

而原本睡眠没有问题的人，也不要太大意，睡眠可适度地透支但必须及时还清睡眠债。

总之一句话，保重好自己才能照顾好他人。

我结婚了，睡眠却乱了

患者阿兰来信：

江医生，您好！我最近结婚了，本来是件很高兴的事儿，但有件事令我越来越感到困扰。我和老公两个人的作息时间不太一样。他习惯早睡早起，我习惯晚睡晚起。我试着跟他同一时间睡觉，却总也睡不着，翻来覆去很是难受。他早上起来的时候我却睡得正香，没有办法一起出门上班。各自保持原有的作息时间吧，心里却感觉怪怪的，这实在不像是新婚夫妇。请问如何调整，才能让我们如愿以偿，能够同睡同起同出门？谢谢！

江医生回信：

阿兰，你好！作为不同环境下成长起来的两个个体，"睡眠—觉醒"节律各不相同是很自然的现象。新婚夫妇磨合期很重要的一点，就是作息时间逐渐一致性。睡眠调节能力强的或两人作息时间相差不大的，一般靠自行调整即可很快同步。否则的话，建议最好一起去咨询睡眠专科的医生，制订适合两人

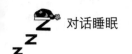

节律的调整方案，切忌为此事争吵，或是各自认为对方必须调整来配合自己。相信只要共同努力，很快就可以达到你们想要的效果。

祝顺利！

结婚、生子，喜事反而生忧

患者小张来信：

江医生，您好！我跟老公是两年前结婚的，婚后很快就有了小孩。自今年开始，我老公的工作发生了一些变动，经常出差，有时甚至一个星期不在家。因为要上班，小孩没人带，所以我不得不跟婆婆一家住在一起，于是产生了各种矛盾。婆婆总是按老一套来带小孩，我很是看不惯，有时候会说，一说她就跟我吵。有时想跟老公说说，但他要么不在家，要么就是在家也是一副心事重重的样子，要么就是不让我说他妈妈不对。每天小孩睡了之后我就一个人躺在床上，没有人陪我，没有人听我说话。欲哭无泪，思绪万千。我不敢给老公打电话，不敢哭，怕婆婆听到又骂我。老公说我总是一开口就有很多怨气，总是吵架。越吵越睡不着，越睡不着越烦躁，就越吵得厉害。我想看医生，但老公总是觉得是我心眼太小，不用看医生，自己想开点就行，这让我更觉得委屈。

请问我该怎么办啊？

江医生回信：

小张，你好！你的确是患病了，需要看医生。想办法征得你家人的理解与支持吧，但如果短时间内没有办法让他们理解与支持，建议你可以自己来看医生。

新婚之后很短时间内添丁、照顾孩子、婆媳关系、夫妻缺乏共同的相处时间和有效沟通等问题，都可能引起你的睡眠、情绪问题明显波动，另外有病得不到及时治疗，也未得到支持与理解，都会进一步加重你的痛苦感受和症状。建议：

● 尽可能放宽心，想要照顾好孩子是所有家人的心愿，所以，如何更科学合理可行地照顾小孩子的事要大家商量着来，也要看你的身体状况。在你的睡眠和情绪没有改善之前，建议稍微控制照顾孩子的时间。

● 尽早到专科医院就医，进行系统治疗。如有可能，建议你老公陪你来看医生。祝早日康复！

天生劳碌命，睡觉也添乱

患者小张来信：

江医生，您好！我现在是一个全职家庭妇女。原来我有一份工作，薪水还算过得去，自从生完小孩之后，因为没有人帮忙照顾小孩，我就辞职在家带孩子了。

我们家孩子很好带，也没怎么让我操心。现在孩子已经上幼儿园了。每天我把他送到幼儿园之后，经常会觉得不知道干点什么好。家务活不用一个小时就干完了。我认识的很多全职妈妈都喜欢跳舞逛街什么的，这些我都不喜欢。后来看到招募义工我就去报了名。但做了几天我就做不下去了，有的活动一站就要站好几个小时。我的腰椎有点问题，站久了很不舒服。有的活动去照顾老人院的老人家，我每次去了回来就一边感叹一边流泪。家人和朋友看到我这样都劝我别做了。

后来我找到一件事可以打发时间，就是在家里看电视。腰不好我就常躺着看。有时候看着看着就迷迷糊糊地睡一小会儿。开始的时候我觉得这样也挺好，反正晚上也经常起来看小朋友有没有踢被子，都睡不好觉，白天能补补觉也不错。但最近发现，晚上越来越难睡着了，白天也昏昏沉沉的。就算睡着也常常做很多稀奇古怪的梦。去看医生，给我开了几颗安眠药，让我别想太多就行。可是，我没有很多烦心事要想啊。我不想吃安眠药，晚上要带孩子，而且我也怕形成药物依赖。

请问医生，我的问题严重吗？是不是一定要吃安眠药？

江医生回信：烦恼由心生，心静则睡香

小张，你好！你的问题其实在很多全职妈妈（爸爸）中都存在，虽然目前还没有出现严重后果，但应引起重视、及时干预，以免对身心健康造成更大影响。

首先，建议你找个时间，静下心来好好了解自己，听听自己内心的声音。如果你是喜欢工作、喜欢忙碌的人，不妨让自己忙起来，找点喜欢的事来做。就算你们家不靠你养家，如果安排得好，也可以找份工作或是其他可以坚持下来的事情忙一下。有时候我们工作，不仅仅为了薪水。当然，你现在还有一个很重要的身份，就是母亲，需要花很多精力和时间在养育孩子上面。所以，工作的性质和时间需要有所选择，现阶段，也许工作只是调剂和兴趣。无论怎样安排，享受并做好现在的角色，过得充实心安，才有可能睡得香甜。

其次，做义工是一件很值得提倡和赞许的事情，但要尽力而为、适可而止，根据自己的现实情况和身体状况来选择合适的活动。如果你每次去老人院回来后的情绪就会受影响，建议换其他方式的义工，如果能接受的话，可以去找个心理医生就这个问题咨询或干预。除了义工，其实还可以尝试其他的事情。

再次，改善睡眠不一定要吃安眠药。不管你吃不吃药，都要首先改变一件事，就是要注意睡眠卫生，要限制白天的卧床时间，尤其不能浪费大好时光躺在床上看电视，要多点户外活动。有些兴趣是慢慢培养的，只要不是很抗拒，又对健康和睡眠有帮助的，就可以去尝试。一般来说，在专科医生的指导下短期使用安眠药是可以的，但不能仅仅依靠药物。

最后，照管者的睡眠调整要多方考虑。如果你目前阶段晚上还要照顾孩子的话，不建议优先选用药物，因为睡前服用镇静类药物的话，夜间起床照顾孩子时会存在安全隐患，容易发生意外。建议还是找睡眠专科医生来制订综合治疗方案进行调整比较妥当。

祝早日康复！

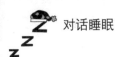
老伴呼噜声吵得我睡不着觉

患者黄姨来信：

江医生，您好！我神经衰弱二十多年了，越是睡不着，越觉得老伴的呼噜声很吵。有时候看着他倒下就能睡着的样子，我心里很不平衡。都是一样的人，为啥他就能呼呼大睡，我就翻来覆去睡不着呢？最近几年，老伴的呼噜声越发大声，我的神经衰弱也越发严重。请问有没有一种药可以让我吃了就能睡，多响的呼噜声都吵不醒呢？

江医生回信：双管齐下才能事半功倍

黄姨，您好！首先要说的是，您和您老伴都要看医生，您的神经衰弱是一种病，他的打呼噜也是一种病。都是可以治疗的疾病，必须及早同时治疗。

神经衰弱的病人通常会对声音很敏感。很多病人发病和加重的主要因素之一就是伴侣的鼾声（呼噜声）。

单纯性打鼾密切观察变化即可，但如果鼾声响亮且有可疑的呼吸暂停就要及早就医了。有些专科检查可以明确是否存在睡眠呼吸暂停低通气综合征，并对其分型、严重程度及是否伴有低氧血症等进行分析，以便制订有效的治疗方案。及早治疗还可以预防和减少各种心脑血管并发症以及代谢综合征等发生。

对您来说，尽可能放松心情，调整好作息时间，白天加强户外活动，注意睡眠卫生等，都有一定的帮助。药物治疗还是建议在专科医生的指导下进行。

祝两位早日拥有高质量的健康睡眠！

初到新环境，老人睡不安

在城市奋斗多年的人生活越来越稳定，于是把父母接来共享天伦之乐，而远离故土、初来乍到的迁居老人们往往易出现一些心理不适现象，如睡眠不佳、心情抑郁、人际关系紧张、思乡等，甚至有去医院检查，各项指标都基本正常，却感到各种不舒服的情况。

一方面，子女们忙于工作，与父母很少见面。另一方面，老人家对环境也不太适应，方言别人听不大懂，所以与他人的沟通交流越来越少，后来基本不出门，每天在家里看电视等子女回来。晚上9点睡觉的老习惯也变了，因为子女下班后还有应酬，回家时已是半夜，老人一直等，困了就打个盹，并留神听子女回来的声音，满脑子记挂着孩子何时回来。

生活变单调，睡眠受干扰

有的老人原来在老家，有很多熟识的人，生活丰富而充实，现在则非常单调，白天的活动量太少，对着电视还不时打盹。生活的变化、对环境的不适应，带来了情绪问题（低落、抑郁）、睡眠卫生问题（整个睡眠节律都被打乱了）。

我曾有个病人——张老太太，她以往每年来深圳，住个十天半月就要回去，这次因是准备来深圳长住，所以来时特意把在老家的家具用品都作了处理，或送人或变卖，只把衣服打包运来深圳。然而现在张老太太时常会冒出一个念头：是不是再把衣服打包运回老家生活较好？我给张老太太及其子女的建议是：看老人家的情况。可以先给老人做一些相关检查，看有没有一些大的躯体病，如没有，子女们要跟老人一起商量，看今后在哪里生活更好。不过，毕竟子

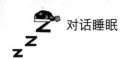

女们都在深圳，老人就是现在回去了，以后很可能还是要来深圳的。所以，如果大家共同决定老人还是留在深圳，就需要全家人一起帮助老人进行调整，当然老人家自己也必须愿意配合治疗。

设立过渡期，做足"功课"

建议家人应做足"功课"帮助老人顺利实现过渡。

离开熟悉的环境与生活，来到新的城市长住，生活方式发生很大的变化，对老人的适应性是一个很大的挑战。想要老人睡得好、生活得好，家人一定要提供"给力的帮助"。

比如张老太太，以前白天她的外出活动很多，现在却整天呆坐不动，户外活动减少了许多，接受的光照、运动量都大量减少，社交生活的缺乏也让她的心理满足度不够。因此她目前的生活方式要调整，要让她在白天有一定的活动量，而除了中午午睡外，其他时间最好不要打盹，以重建正常的睡眠节律。

但生活方式的调整，老人无法独自完成，家人也要相应调整，从旁协助。把老人接来身边后，大多数做子女的仍然各忙各的，丢下老人独自面对突然变化的新环境。这种情况需要子女首先作出改变，哪怕工作少做一点，也要先帮助老人安排好生活。有些子女虽然也对老人说"要扩大生活圈子，多出门跟人聊天"，但与其只是这样说说，不如先做点功课、拿出行动。

从不适应到适应，关键在于给老人安排一个足够的过渡期，帮老人把生活安排好。张老太太的几个子女都在深圳，虽然每人每天都陪在老人身边并不现实，也不太必要，但不妨试试轮班，家人轮流陪伴老人，帮助老人安排日常生活。待母亲的孤独感等情绪得到改善后，子女可以帮她找些老乡，适时聚会、说话解闷，并帮老人多了解一下深圳，引导老人发现在深圳生活也有一些好处。慢慢地她会觉得，这里也有自己喜欢的东西。

另外，睡眠问题有时并不是自己能熬过去的，尤其是老人的适应能力相对较弱，因此有必要坚持接受相关的系统治疗与处理。

送张老太太就医的小张说了一句很有意思的话：以前觉得把老人接来深圳就是孝顺，现在才明白过来，让母亲过着她自己想过的生活，才是最好的、真正的孝顺。

需要提醒的是，当老人与子女一起住时，子女会有机会发现老人的一些症状或者异常的表现，老人自己长期习惯这些症状与表现了，平时并不会太在意。比如睡不好的原因很多，可能是睡眠节律出了问题，但也可能是其他的睡眠疾病。比如有位老人有脑卒中、心脏病、高血压，他因睡不好而被儿子带来就诊，医生诊断发现，老人其实患有严重的睡眠呼吸暂停综合征，他的其他疾病都是由呼吸暂停引起的。一起生活，可以发现很多异常。子女要及时关注，及早带父母治疗。

提醒：不要让改变发生得太快

随着越来越多的人把家安在大城市，随子女迁居大城市的老人也越来越多，如何适应新的生活环境，是需要全家人一起面对的现实问题。

老人多年形成的生活模式，到年纪大时却不得不改变，而且很多老人来大城市后必须与子女住在一起。这种情况下，子女要注意多考虑老人、多从老人的角度着想，让这种改变不要发生得太快、不要一下子变个彻底。就像张老太太以前来深圳，只住一两个星期很快要求回去，说明她是希望生活在老家的。所以做子女的不管有多忙，既然把老人接来了，就要相应调整自己的生活，帮老人适应新环境。

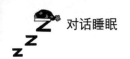

　　把老人接来的时候，最好能从老家把一些老人熟悉的东西、用惯的东西一起带来，逐渐过渡到使用新的东西，但不必全搬。

　　再则，像张老太太这样之前一直独住的，现在与儿子、儿媳、孙子甚至亲家等住在一起，这时，大家对可能产生的家庭矛盾要有一个提前的预期，当矛盾发生时，一些家庭成员在中间要起到协调与润滑的作用。

温馨提示：老人助眠慎用保健品

　　现在市场上有很多针对老年人的保健品，有的说有安神助眠的功效。怕吃药产生副作用是很多人的心态，所以保健品的市场很火爆。老人睡不好也许存在着躯体或心理疾病，而保健品并不能起到治疗的作用。更重要的是，目前保健品市场管理令人担忧，如果遇到无良商家在保健品中偷偷添加药物，很容易造成消费者花了钱又找了病的情况。所以用保健品一定要慎重。

江医生睡眠信箱

父母整天吵吵闹闹，我寝食难安

患者小张来信：

江医生，您好！自我记事起，父母就整天吵吵闹闹，动不动就闹离婚，我开始的时候还哭，后来就不哭了，但每天晚上躺在床上都会想很多事情，要么不由自主地回忆他们吵架的情景，要么想象如果我生活在一个幸福温馨的家庭会如何。睡眠和心情都不算很好，但还过得去。我去年毕业以后住在家里，发现他们仍是这样，而且有时候半夜三更也会因为一些莫名其妙的小事大吵，我有几次都被吵醒，劝也没用。我现在天天心情很不好，总觉得大家都看不起我们，晚上也经常失眠，做各种稀奇古怪的噩梦。平时吃不下饭，却总觉得胃里满满的。

我觉得这种状况很不好，请问我是不是病了？该怎么办呢？

江医生回信：

小张，你好！谢谢你的信任。你的确是生病了，有情绪问题和睡眠问题。建议：

✔ 尽快到精神/心理专科就诊，也可以到有相关教育背景的睡眠专科医生处就诊，进行相关治疗，相信症状很快会缓解的。如果你父母愿意，也可以选择婚姻治疗或家庭治疗。

✔ 把困扰你的事情尽可能放在白天来解决，睡前尽量做到

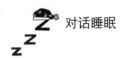

松身静心。

　　✓ 加强自身的锻炼，提高自己调整情绪和应对负性生活事件的能力。

老公不理解我

患者小王来信：

　　江医生，您好！我以前是个很喜欢读书的人。高三以后得了神经衰弱的毛病，现在已经十多年了。我感到很痛苦。去年结婚以后，老公很关心我，知道我睡不好觉心情不好，认为我失眠的原因就是心事太多，所以就买了很多关于如何放松自己的心情、放下烦恼之类的书，逼着我每天睡觉前去看，说是可以让我静下心来去睡觉，不看他就不高兴。可是我根本看不进去，越看那些书越是兴奋睡不着觉，整个晚上迷迷糊糊的好像还是在看书。我觉得他很不理解我，这令我痛苦。还有件很打击我的事，就是我发现书上讲的那些道理我都明白，可我实在做不到。请问我该怎么办呢？

江医生回信：

　　小王，你好！虽然你老公真的很疼你，但坦白讲，他不是病人，可能没有办法像你所期望的那样去理解你的病症和痛苦。我一直强调这一点，因为只有病人才能真正理解病人，所以他现在不理解你。他给你推荐的几本书以后可以在白天或者失眠改善、情绪稳定的时候作为提高和完善自己的读物来用，睡前建议不要看。神经衰弱的病人有一个特点就是大脑很容易兴奋但很难平静，所以你睡前看了那些自己特别关注的书以后，整个晚上都感觉自己似乎还是在看书。如果你很喜欢看书，建议近期内可以找些锻炼身体的书来看。这时候多动身体要比多动脑子更容易，也更有帮助。如果你老公愿意，可以拉着他一起锻炼，如果他抽不出时间，你就自己去。

与你老公的沟通也要特别注意，这个是要讲究技巧的。如果愿意，可以一起去进行心理咨询或心理治疗。

祝你们的沟通越来越好，生活越来越甜蜜。

我最爱的人破坏了我的睡眠

患者小张来信：

江医生，您好！我结婚五年了，还没有小孩，跟老公的感情一直很好。上个月他被诊断得了抑郁症，几乎每天晚上都睡不好觉，在床上翻来覆去的，好不容易睡着了也很快就醒，早上很早醒了就再也睡不着。刚开始的时候，医生还交代我要时刻注意他有没有自杀的苗头。我原来睡眠一直很好，就算高考和结婚前我都没有睡不着觉过。现在却发现自己的睡眠越来越不好了，很容易醒，害怕自己睡得太沉不能及时发现老公的问题，如果因此酿成大错，我简直没有办法原谅自己，我会成为两个家族的千古罪人！有时候就这样想着会迷迷糊糊地睡着，甚至会因为做噩梦见到老公自杀而惊醒。现在我老公经过治疗，睡眠稍好一点，但我的睡眠问题却好像越来越严重了。请问江医生，我是不是也要去看看医生吃点药呢？

江医生回信：

小张，你好！家人患病对很多人来说是个负性生活事件，尤其是你所说的情况，你的睡眠被破坏是意料之中的事情，但不能任由其发展。有很多种方法可以针对性地改善这种状况，药物只是其中一种。建议：

✓ 及时将你老公的睡眠情况反馈给他的主治医生，看看治疗方案上是否需要调整。如果他目前的自杀观念还存在且较明显的话，建议住院治疗。可以将你的睡眠情况和顾虑也反映给你老公的主治医生，咨询一下有什么方法可以改善。通常来说，可以治疗你老公抑郁症的医生对处理你的问题应该是游刃有余。

✓ 不用给自己太大压力。建议看心理医生和睡眠专科医生，分别从心理和睡眠卫生、睡眠行为等方面进行调整。

祝早日康复！

叛逆女儿让我失眠难过，怎么办？

患者张女士来信：

江医生，您好！我女儿小的时候一直是爷爷奶奶带大的。前年跟着我一起来到深圳，整天有事没事跟我吵架，老师说她处于叛逆期。每天晚上放学回家，要么不理我，要么跟我吵得天翻地覆。

天天晚上睡觉前我就在想，到底我上辈子做了什么缺德事女儿这么叛逆，这么辛苦养女儿为什么，怎么做才能让她不叛逆呢？迷迷糊糊一个晚上，第二天还要强打精神去上班。有时候通宵睡不着，真想一死了之，不过我会很坚强地活下去。

听人说什么药能帮助睡眠我就会去试试，但效果都不是特别理想。请问您那里有没有一种药让我一吃就啥都不想一觉睡到天亮呢？

江医生回信：陪伴是我们每个人的必修课

张女士，你好！生活事件和情绪问题是影响睡眠的重要因素，这是根本，所以要从这点入手，而非要去单纯寻找镇静安神的药物。

你的女儿是不是叛逆期需要多方观察，并不完全凭她在学校的表现，建议不要随便贴标签。你们母女俩的相处问题，有些"历史问题"和"当下问题"要同时处理，需要认真对待。以目前你信中所透露的信息，你们俩的情绪都有些问题，恐怕依靠自己家人内部解决的可能性比较小，甚至可能适得其反，错过干预的最佳时机。建议最好找个心理专家协助一下，如果

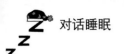

有条件找到对儿童青少年或家庭治疗比较擅长的专家最好。

如果你女儿暂时不同意看医生或咨询的话，你可以考虑自己先去看一下专科医生（心理科、情感障碍专科和睡眠专科都可以），必要的时候服用一些药物改善情绪和睡眠。你的情绪稳定、睡眠改善，才有可能与女儿良好沟通，形成良性循环。相信经过正规的治疗，你们母女的状态都会有很大的改善。

陪伴，是我们每个人的必修课。父母有责任陪伴孩子们的成长，孩子也有责任陪伴父母与疾病痛苦做斗争。只要有心，陪伴就永远不会太晚。

祝早日康复！

留守生活让我从小到大都没睡过香甜觉

患者小张来信：

江医生，您好！我从小到大睡眠都很浅，睡觉前会想很多事情，梦很多，还总是奇奇怪怪的。小时候爸妈出去打工，几年不回家一次，电话也少打。因为我是女孩，奶奶也不爱搭理我，只偏爱她的孙子，有事没事都要训斥甚至打骂我。我朋友不多，但喜欢看书，喜欢想问题，没人说话的时候我就睡前躺在床上自己跟自己说话。我曾经跟父母和奶奶提过想去看看医生，都被痛骂一通，我也就不再提了。去年高中毕业我就来深圳打工，睡眠比以前更差了，好像整个晚上脑子都没有停过。我现在自力更生了，虽然赚的钱不多，但也想能够好好看医生，让我能够早日睡个香甜觉。

江医生回信：

小张，你好！留守儿童的问题涉及很多方面，完全彻底地解决是个系统工程，且需要时间，但对个体而言，心理和睡眠的影响等如能及早发现并有效处理，具有非常重要的意义。

针对你目前的情况，有以下几个建议：

✓ 合理安排生活、学习和工作，避免睡前过度兴奋，尤其要避免睡前主动想问题。学着把脑子里的想法在白天找时间写下来。

✓ 逐渐拓宽自己的社交圈子，可以先试试从工作和居住环境中与人多沟通交流，交些朋友。

✓ 你可能没有办法选择你出生的家庭是否重男轻女，也没有办法选择成长的环境是否健全和充满关爱。但只要你想，且愿意接受来自各方的帮助，相信你可以创造出美好幸福的明天。

✓ 不要病急乱投医，更加不要乱买补品、保健品。建议及早到专科医生处就诊，接受规范系统治疗。

祝早日康复！

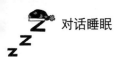

吃药期间意外怀孕怎么办，要留还是要流？

患者阿兰来信：

江医生，您好！我是您的病人，吃了两个多月药，很多症状都缓解了。虽说您提醒过我们要注意避孕，我们平时也注意了，这次算着时间可能是安全期就没有采取措施，结果竟然怀孕了。我们有点想留着，好不容易盼到政策允许可以生二胎了，但也实在是担心药物对胎儿的影响。您能帮忙出个主意吗？

听说有个药物妊娠等级，请问具体是怎样的？可信吗？

江医生回信：权衡利弊，果断决定，坚决执行

阿兰，你好！非常感谢你的信任。虽然很抱歉不能帮你做决定，但可以提出些建议，仅供参考。

服药期间最好严格避孕，不建议采取计算安全期的方法。经期长短受很多因素干扰，情绪和药物都可能对排卵和月经产生明显影响，使怀孕这件原本很难算准的事就更加算不准了。

二胎政策放开对于有些家庭来说是利好消息，但对于有正在治疗期的病人家庭来说，建议暂时"忽略"此消息，尤其是对于已有孩子的家庭而言更是如此。

不建议为了生孩子提前自行停药，尤其是为了赶生二胎提前停药。一胎也好二胎也罢，都建议尽可能"负责任"地去生。所以，对于有情绪问题的父母们，建议在自身疾病治愈停药半年后再做妊娠计划。

　　药物的妊娠等级（见后）只是用以帮助评估风险，并不是绝对的。概率是对人群而言的，对个体而言，只是"有"或"无"。而且，官方的指南总是有一定的滞后性。目前没有一个指南能够称为最全面、最权威或最即时更新的。因此，临床实践中不能仅仅靠某一个指南，而是要综合参考，动态评估观察即时调整方案。

　　一旦发现意外怀孕，请与家人一起，及时就医。全面了解疾病和药物的可能风险之后，统一意见，相互配合遵照执行。还是那句话，全家人的事要全家人共同努力来一起解决。

　　如果你们最终决定停药继续妊娠，那就建议定期产检，情绪问题可以酌情采取非药物治疗手段，包括心理治疗、物理治疗等。而如果最终决定终止妊娠继续服药，建议"坐小月子"调理身体，吸取教训，治疗期严格避孕，积极主动配合治疗，尽快康复后再来召开家庭会议讨论二胎问题。

　　祝心想事成！

小知识：美国食品药品监督管理局关于药物对妊娠期影响的分类

　　A 类：对妊娠女性做过足够和良好对照的研究，显示在妊娠的前三个月对胎儿没有危害，也不会对妊娠后期造成任何危害。仅有极少药物属于该类。

　　B 类：分两种情况：第一种情况，对妊娠女性没有做过足够和良好对照的研究，同时动物繁殖研究中没有发现任何对于胚胎的不良影响。第二种情况，动物繁殖研究显示的副作用没有得到在足够的妊娠女性中进行的研究结果的证实。分到 B 类

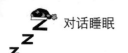
的药物通常是第一种情况。

C类：对妊娠女性没有做过足够和良好对照的研究，但是动物研究显示了对于胚胎的损伤；或者没有任何关于妊娠女性或动物的研究。建议慎用，但是用药为孕妇带来的益处大于对胎儿潜在的风险时才可使用。

D类：有明确证据显示对人类胎儿会造成损伤，但是当孕妇患有严重疾病而缺乏更安全的药物来治疗时利益可能会大于风险。

X类：有明确证据显示药物引起的胎儿异常。对妊娠女性或有妊娠可能的女性的风险超出了任何潜在的利益。

家庭战争：要不要生二胎？

患者小魏来信：

江医生，您好！自从有信息说可能会放开二胎之后，我家里时不时地就要讨论这个话题。今年二胎政策放开后，这种讨论开始升级，还常常变成争吵，让我生气睡不着觉的时候偶尔也有。我老公全家都想我多生一个，我妈的态度摇摆不定，有时劝生有时反对生，我自己是不想生的。因为我以前曾经找您看过病，后来治好了，停药也好多年了，但生病时太痛苦了，我不想再经历一次。当然我以前的病是结婚前的事，跟生孩子没什么关系，但怀孕期间还是有些睡眠波动，好在没有出现其他问题。再加上我觉得带孩子也是很操心的事，虽然生活上有几个老人在照顾，但其中滋味也是一言难尽啊！很难想象如果我又怀孕了之后要面对的各种问题。睡不着觉怎么办？病复发了怎么办？但老公一家根本没有放弃的意思，他们总是说我想多了，上个孩子不也是顺利生下来了吗？我也没有因此发病啊！我觉得他们都不理解我，简直沟通不了，这样下去可怎么办啊？除了这个困扰，我的睡眠和情绪都很稳定，没什么问题。

江医生，您说我能不能生啊？我要不要再找您开点药，然后告诉他们"医生说了吃药期间不能怀孕"，这样就可以把问题解决了呢？

江医生回信：家庭内部矛盾要以协商解决为主，勿忘睡眠

小魏，你好！首先感谢你的信任，也庆幸你这次可以在病情没反复之前就来信咨询，我可以给你提供专业资讯，但我不能建议你生还是不生，更不提倡你用吃药的方法来处理这个问题。

其实，与你有同样困扰的人不在少数。生孩子原本是自然之事，自古以来与之有关的话题其实是一直存在的。我们不在此讨论计划生育政策本身，但不可否认，现在的育龄家庭绝大多数都是计划生育政策的产品，原本就存在些现实矛盾和问题，二胎政策的实行让很多家庭重新发起生孩子的讨论甚至是"战争"。一家人中有人想生，有人不想生，想生的理由和不想生的理由都五花八门的，"战况"持续不断升级，加上白天大家都要忙上班，这种讨论很多时候都被压缩到晚上甚至睡觉前。但我想，家庭内部矛盾还是要以协商解决为主，勿忘睡眠。

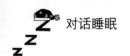

有几个小建议：

既然这是全家人的事情，有些家庭讨论还是必不可少的，找对时间就行。意见一致当然好，向同一个方向努力就可以。意见不一致的话就反复沟通吧，着急没有用的。关键人物是你们夫妻二人，两人必须首先统一意见且尽量不要摇摆不定。但所有的讨论，包括夫妻之间的讨论，都不建议放在晚上，尤其是睡前，以免干扰睡眠。睡前要严格实行"三不政策"：不提起话题、不深入讨论、不争吵攻击。这三件都是损人不利己的事。如果不自觉提起，就简单带过，转移话题，这个共识是要有的，而且要严格遵守执行。

你的担心是有一定道理的。由于生理变化等原因，所有孕妇都有可能出现睡眠和情绪方面的变化，只是每个人的程度不同，有的经自我调整就能顺利度过，有的必须要请专科医生帮助。如果以往曾经患过此类疾病，要更加慎重并密切观察，怀孕期间、产前产后都可能会出现病情波动，家人有时候并不是不理解不体谅你受病魔困扰的痛苦，他们可能只是对相关的知识了解不够。所以，建议跟你老公一起找医生咨询，或者从正规渠道去学习疾病的科普知识。这是有效沟通的前提。

你的担心某些方面可能有点过度。不过，只是从邮件中难以明确程度和评估影响。建议找专科医生咨询后再做下一步打算。曾经患病不代表就与正常生活隔绝了，也不代表在遇到妊娠之类的事件时必定会发病。自我制造预期焦虑没有必要甚至弊大于利。

养育孩子的过程有苦有乐，各家都有一本乐在其中但难念的经。不管你是否决定生二胎，都建议你找专业人士咨询一下，如何在有孩子的大家庭生活中保持平衡是门艺术，有很多方法可以有助于处理这个问题。坚持不懈地去寻找去努力，也许你终会发现有些问题其实不算是问题。你在成长中的所有苦痛都会变成营养。

你要不要吃药的事在看过专科医生之后再来决定。解决困扰的方法有很多，服药的唯一前提和目的都只是治病，这一点不容含糊。

如果你们最后决定再生一个，建议持续接受妇产科、睡眠科和心理（精神）专科的专业指导，这一点是重中之重。遇到什么问题就解决什么问题吧。

最后一点，建议尽快跟你妈妈开诚布公地聊聊。你说她的态度摇摆不定，有时劝生，有时反对生。建议不要猜测，而是要静下心来倾听她的真实想法，评估她是否也需要专业医生的帮助。你的困扰对她来说也可能是一种困扰，专业人士的指导有利于她的身心健康。

祝心想事成！

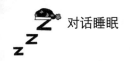

想要孩子睡好，家长要从自身做起

某次参加一活动，听到旁边一家长在抱怨："昨晚可把我气坏了，都十一点多了，我儿子还在磨磨蹭蹭边写作业边玩，不肯洗澡睡觉。上个星期我们明明说好，从这个星期一开始要早睡早起的了，他也明明答应得好好的，为什么到了星期一还这个样子呢？！你说假期和周末晚点睡也就罢了，反正第二天不用上学，睡晚一点也无所谓。现在上学不能迟到，还晚睡，早上根本叫不起来。说他两句还反驳，气得我狠狠地把他骂了十几分钟，差点动手打了他。"

听她叽里咕噜说了这么大一串，我习惯性地问她："那你的睡眠有没有问题？通常什么时候睡觉啊？"她说："我睡觉很正常啊！平时我儿子上学的时候十二点左右就睡了，第二天早起做早餐送他去上学，回来再睡个回笼觉，周末和放假的时候就晚点，一般两点多就睡了，电视好看就看完再说。第二天有事的话就早点睡呗！"

因为对方不是来求诊的病人，而且也算不上熟，所以我原本也没打算长篇大论，不过简单给些建议似乎也是分内之事。结果她一边"嗯嗯"地敷衍一边左顾右盼，我也就很知趣地不说了。

如果她来就诊，不管是因为自己还是她的孩子，我都会郑重其事地建议和要求至少以下几点：

要以身作则，尽可能地规律作息时间，可适度有点弹性，但变化不要太大。

要按孩子们的生理需求来设定其作息时间，而不是想当然地去随意设定，或者直接从某本书或某个专家所言中摘录下来几点该做什么，更加不能因为方便自己而为其定时间。

睡眠作息时间已经被打乱的孩子们，要回归到正常作息需要一

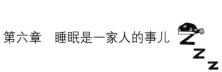

个过程，其间要有足够的耐心和坚持。一般来说，大多数孩子在知道哪些是原则的底线之后，就不会轻易去碰触。

必须竭尽所能地控制自己的情绪。大人们自己的情绪问题如果转嫁到孩子们身上，后患无穷。

睡觉前尽可能地不去讨论原本可以延后讨论的问题，尤其是要注意避免训斥、吵闹等。或许爸爸妈妈们不能一直保持并做到最好，但应该朝此方向努力。我们爱孩子，就要树立榜样，引导他们做有利健康的事。

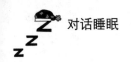

江医生说：写在每个假期之前

放假总是开心的，节日总是让人向往的，作为医者，在祝福大家假期过得健康开心充实的同时，特别提出几点建议：

✓ 饮食有节、玩乐有度。不要把节假日期间的快乐建立在之后长时间治疗的痛苦之上。

✓ 注意作息时间。尤其是本身就有睡眠问题和情绪问题的人。

✓ 严遵医嘱吃药。节假日吃药是不少人的忌讳，似乎一吃就会带来霉运或者之后的不健康。作为病人和家属，必须要过得了这个心理上的"坎儿"。停了药，可能会引起戒断反应或者病情反复，那时可真的会过得不安宁，也毫无健康可言。权衡利弊，再做决定。

节假日不免会见到亲朋好友、新旧同事，不免会八卦别人也被人八卦，于是至少会衍生两大问题：一是社交时的不愉快导致心情不好睡不着觉；二是会被人"好心"劝阻看医生和吃药，尤其是睡眠问题和心理问题，其现状就是并非大多数人都有足够了解，能认清并接受规范治疗，所以本着"是药三分毒"的粗浅认知，好心支各种招。对此所给的建议就是：

✓ 做好心理准备、调整好心态。

✓ 对疾病和治疗的疑问最好跟专科医生沟通，要理解和感谢别人的好心，但不一定要遵照执行。

✓ "想开点儿""多锻炼"之类的建议作为辅助治疗是连医生都推荐的，可以听，甚至做好计划付诸行动，但仅仅靠这些通常无法治愈疾病，关乎治疗的问题还是要遵照医嘱。

✓ 冷静、谨慎对待所有来源的信息。这世上不存在包治百病、只有作用没有副作用的神仙药，无论别人是出于关心还是别有用心，无论是小广告还是公众媒介上的大幅广告，建议慎重对待，冷静选择。切忌因此停用所有治疗用药。

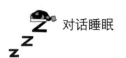

 江医生睡眠信箱

女性月经：爱自己，从了解自己的周期开始

患者阿英来信：

江医生，您好！我平时没什么特别大的问题，就是每次一到生理期就痛经、失眠，吃点止痛药会好些，生完孩子后痛经没那么厉害了，但失眠的问题却好像越来越重。最近几个月，每次月经一来，我就连着几天都睡不好觉，白天没精打采，脾气也很不好。家人和朋友都说我提早进入更年期。我才三十多岁，没理由这么早就更年期了吧？请问我该怎么办呢？

江医生回信：

阿英，你好！首先明确一点，你的问题并不优先考虑更年期提前，如果有疑问，可以去专科诊治。

女性在生理期的时候可能会出现一过性睡眠紊乱和情绪波动，痛经很多时候是与情绪密切相关的，生理期出现的睡眠问题，其影响因素则是多方面的。如果不伴有明显的个人痛苦或对社会功能产生严重影响的话，有时也不一定需要用药治疗。但为了减少对身心健康的不良影响，提高健康水平和生活质量，还是建议找专科医生咨询，至少学习和掌握一些技巧，来缓解睡眠紊乱和情绪波动，比如说松弛治疗、穴位按摩、日常生活和工作的灵活调整等，必要时短暂用些药物。根据你的描述，建议还是及早就医，系统诊治，尽快缓解症状。

建议自己也要做些功课，记录至少两三个月的生活和健康日志，了解自己的身心状况的变化周期，了解可能影响自己睡眠和情绪的因素，尽可能有的放矢地去做些调整。了解自己、好好爱自己并不是那么容易的事，但确实是一件必行的事。

祝早日康复！

孩子的睡眠也放大假了，怎么办啊？

患者小张来信：

江医生，您好！我家里有两个小孩，一个上一年级，一个上三年级。这个暑假，因为有些事情没有安排外出旅游，基本上都待在家里。暑假放了一个月左右的时候，我就发现两个小孩子的睡眠开始有点乱套了。他们每天相互逗玩，要么就不停地看电视、玩电脑，很晚都不睡，说了也不听，有时候我想管管，但家里其他人都说算了，反正放假嘛。最近基本上都是晚上十二点才睡觉，到第二天九点十点才睡醒，赖床好久，起床收拾停当的时候都已经到中午了。家里老人家说等上学就好了。但以我对大儿子的了解，暑假过后基本上有一两个星期早上需要叫半天才勉强起床，迟到常有，上午老是打瞌睡，老师去年还为此找我谈话，今年若是两个小孩子都这样，两个孩子的老师都找我谈话，我估计会失眠和抓狂的。现在很快就要开学了，这个样子怎么办啊？请问我该做些什么才能让孩子们的

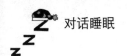

睡眠不再放假呢?

江医生回信: 睡眠没有寒暑假

小张, 你好! 你所说的问题很多家长和孩子都会遭遇。的确, 表面上大多数孩子都可以在上学之后的一两周内就调整过来, 但从理论上讲, 对身心的不利影响还是存在的, 所以还是尽可能避免为上上策。如果有的孩子没有及时调整过来, 或者家长老师采用了不恰当的方式, 可能导致睡眠问题加重或持续时间较长, 甚至出现情绪问题和行为问题, 需要到专科医生处就诊。

假期过后, 要收的不仅仅是"心", 还有规律的作息时间, 从某个角度讲, 规律的作息时间也有利于孩子们"收心"。

有几个小建议你可以先尝试一下:

✓ 与家里所有大人们好好沟通, 取得共识。如果孩子原本性格等方面有些问题, 还要适度分工, 红脸白脸都要有人唱。平时也要多做大人们的工作, 让他们重视睡眠。另外, 以身作则也很重要。

✓ 召开"全体家庭会议", 让孩子们共同参与, 认识到规律作息以及充足睡眠的重要性, 讨论如何在剩下的假期时间里逐步调整, 做到有计划、有执行、有奖惩, 避免使用暴力和急于求成。

✓ 要吸取教训, 预防在先, 下一个假期尽可能不要给睡眠放大假。

✓ 你的情绪也要尽快控制。急, 则意乱心慌, 于事无补。相信通过调整, 孩子的睡眠很快就"放完假"了, 您所担心的开学后的问题也不会那么让您无法应付。如果还是觉得无从下手，可以带上孩子一起来睡眠专科门诊咨询。

祝放不放假开不开学都健康快乐！

彻夜狂欢的代价

患者阿云来信：

江医生，您好！我今年23岁。上高三的时候曾经失眠过一段时间，当时看过医生说是神经衰弱。也没怎么正儿八经吃药，后来不知怎么就好了。

上个月初有个好朋友结婚，我要帮她操持、安排，婚礼前几天都没怎么睡好，婚礼结束后我们几个好朋友又彻夜狂欢了几天。接着我就好像每天都睡不着了。大家都说我是受了婚礼的刺激了。可我知道没有，心情很好、什么也不想的时候也睡不着，为失眠的事情烦恼担心就愈发睡不着。原来中午还可以睡一小觉，现在中午也睡不着了。真的不知道如何是好。

请问我这种情况严重吗？不看医生能不能自己好呢？

江医生回信：欢乐有度，睡眠为大

阿云，你好！重视睡眠和注意睡眠卫生，对所有人来讲都是非常重要的，尤其是曾经出现神经衰弱的人，更要注意睡眠的"保养"。

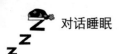

年轻人很多时候会因为各种原因透支睡眠，所带来的健康受损也不容忽视。还望谨记"欢乐有度，睡眠为大"！

根据你的描述，完全靠自我调整可能有些难度，也会延误治疗，而对失眠的恐惧与担忧如果不及时处理，容易导致恶性循环，令失眠的治疗更为棘手。建议还是找专科医生面诊，由医生根据实际情况确定治疗方案。可能是以行为治疗为主，也可能短期内配合些药物治疗。

祝早日康复！

春节抢票

患者王先生来信：

江医生，您好！我是个来深圳打工的人，今年想回家过年。春运一直是一票难求。听说打电话和上网都可能抢到票，网上还有很多抢票攻略可以参考，但我运气太差，尝试了几种方法都没有买到票。后来，有个老乡告诉我，他就是从半夜十二点前就开始频繁刷网页抢到的。我本来是十点多就要睡觉的，但为了买到票，只好想尽办法让自己不打瞌睡，结果连着熬了几天，票没抢到，我却失眠了。脑袋里乱七八糟什么想法都有，躺在床上心烦意乱的，翻来覆去到差不多天亮，刚眯着一会儿又该起床上班了，白天一个劲儿地打瞌睡。这样下去怎么得了啊！

江医生回信：

王先生，你好！为了抢票有各种各样的方法，有些是对健康不利的，比如说熬夜抢票。要付出怎样的"健康成本"去拿到那张回家的票，则因人而异了。对于您而言，事实证明半夜不睡觉去抢票这一招代价太大。建议您放弃，试试其他的抢票攻略，实在买不到票，就错峰出行吧。

对于已经出现的那些乱七八糟的想法以及心烦意乱等，如果随着您放弃半夜抢票而缓解，就不用太过关注。如果仍存在，建议找专科医生就诊，采取些行为调整措施，必要时短期服用些药物。夜间睡眠改善的话，白天也就不会经常打瞌睡了。

祝早日康复！

家族聚会后，我失眠了

患者甄女士来信：

江医生，您好！我以前一直是头碰着枕头就睡着的，但从冬至那天家族聚餐后我就开始饱受失眠痛苦。

其实以前类似的大聚餐年年都有几次，因为我和我老公都是老大，所以通常都是我们家来操办。这次也不例外。本来也没什么，吃到一半的时候，有个亲戚喝得有点高，突然站起来让我作为代表说几句话。以前每次聚会的时候，我也经常作为家族代表说几句话，但每次基本上都是提前准备好的，这次突然被叫到，有点感觉手足无措。我语无伦次地说了几句，坐下来就总是觉得话说得不够得体，回到家也一直在想这个问题。结果那天晚上竟然失眠了，而且从此以后，几乎每个晚上都没有办法很快入睡了。

马上就要年底、春节了，聚会又是少不了的，换句话说，我的失眠有可能会雪上加霜。想起来都恐怖，我现在都有点怕见亲戚了。

江医生，请问可否在最短的时间内将我的睡眠调整好呢？最好吃一颗药就什么病都好了。

江医生回信：聚会因人而异，失眠用心应对

甄女士，你好！首先强调一点，专业化的治疗有可能是改善症状和治愈疾病的捷径，但也没有办法保证立竿见影，一颗药丸、一次就诊更是没有可能治愈的。所以，请耐心一点。

其实，你的失眠与家族聚会没有必然的联系，所以不必怕聚会，越怕越睡不好觉，越怕越好得慢。人在毫无预警地被叫到当众发言时，并非所有人都能对答如流、措辞得体周全的，出现一过性的情绪反应、失眠等都是很正常的，关键是要及时调整好心态，要允许自己有瑕疵，不必反复思考或纠结。

如果通过自身努力和家人朋友的帮助都难以平复内心的烦躁，建议找心理医生或睡眠专家咨询。

特别提醒，聚会开心重要，健康更重要。曾经出现睡眠问题的，不宜聚会太频繁，或者太晚。晚餐也尽量不要进食太多或饮用太多液体类。睡前心平身松是良好睡眠的秘诀之一。从聚会场所出来后，如果条件允许给自己一个松弛过渡的空间、时间，不要匆匆忙忙就寝，也许会有一定的帮助。

　　祝早日康复！

欧洲杯又来了，我该拿睡眠怎么办？

患者小戚来信：

　　江医生，您好！我是个球迷，但自从几年前得了抑郁症以后，看球赛也提不起兴趣。现在，我的抑郁症治好了，晚上睡觉也比较稳定。看球赛的心情是有了，只是还不太敢半夜三更起来看球，因为曾经试过半夜看球结果病情波动了。

　　现在，欧洲杯又来了，而且，已经进入白热化了。我走到哪里都会见到听到相关的信息，球友们也是天天谈论，主观客观都没法避开，我想看球赛的心总是被撩起，越来越想看，日思夜想，再说我也不想因没法看直播而被别的球友看不起。

　　请问江医生，我可以半夜起来看球赛吗？如果看的话，我会不会病情又反复了？那种痛苦我可是不想再经历一次了。有时我索性就想，反正我有安眠药，如果睡不好觉吃几颗就行，请问可以吗？另外，网上有很多看球和熬夜攻略，以您专业的角度来看，写得对吗？我可以照着去做吗？

江医生回信：慎重选择，科学应对，权衡兼顾睡眠和球赛

　　小戚，你好！我能够理解你的心情，但还是要说，每个人都要为自己的选择和行为负责。在健康面前，请尤其慎重。世界杯也好，欧洲杯也好，不可能照顾到全世界人民的时差，所以，不管在哪里举办，对于有时差的球迷来说，权衡选择就变得更为重要了。

不建议你半夜起来看球。保证睡眠对于抑郁症病人的意义毋庸置疑。建议不要存在侥幸心理，更加不要手拿几颗安眠药就去冒险。如果抑郁症复发，安眠药是控制不了的。不想再经历一次痛苦就不要自己主动去制造痛苦，这世上也没有后悔药。会让某些球友看不起你这一条不应该成为熬夜看球赛的理由，因为你的生命里不仅仅只有球赛。

关于攻略，我想说，医学不是万能的，我认为各地专家用心做出的所谓攻略出发点是帮助大家尽可能减少某些事件对健康和睡眠的影响，但攻略不可能与科学和自然规律背道而驰，当然，也不排除有些攻略是非专业人士拍脑袋想出来的。所以，请理智对待，慎重选择执行。

可以考虑按照赛程有选择地提前做好补看球计划。市场会催生很多高科技产品，想要在白天"第一时间补看球"完全可以做到。有些场次甚至不必这么着急，有空再看就好了。

对于"日思夜想"想看球的问题，要视情况而定。按照我上面说的重新整理好自己的心情、做好每日的时间管理后，症状没再出现就不用管它了。如果还是如此，就要及早找专科医生，评估程度，专业应对。

祝福在保证睡眠和身心健康的情况下，好好享受球赛！

注：以上建议也适合那些没有抑郁症的球友。能够避免出现问题最好，但一旦出了问题，后悔没有用，想办法解决才是王道。

当考试遭遇球赛，睡眠火上浇了油，我该怎么办？

患者来信：

　　江医生，您好！最近一段时间我十分焦头烂额了，家里有个大孩子中考，有个小孩子小升初，五花八门的信息让人心里总是七上八下的。我又要管他们上学的事儿，又要想着晚上看球。结果最近一段时间，晚上经常是睡一会儿醒一会儿，开着空调睡怕浪费，不开空调睡又热。好不容易睡一下，也总是做些稀奇古怪的梦，白天啥事儿也不想做，就想我个有空调的地方，发呆打盹都好。

江医生回信：

　　最近这段时间确实够热的。各地气温撒着欢儿地升高，一处更比一处高，令人备受煎熬。天热人燥，遇到点事儿更燥了。

　　家里有考生的，各种考试接踵而来，各种放榜如约而至，几家欢喜几家愁。成绩还算满意的，又在纠结选择什么样的学校；成绩不满意的，懊恼痛苦，或是纠结是否要复读。

　　家里有球迷的，中超联赛接着欧洲杯，球赛也是一场接一场。内心的热度随赛程推进不断升级。有人说，每个球迷的心里都有一盆干柴，最近彻底遇上烈火，烧得一塌糊涂。

　　家里如果又有考生、又有球迷的，无疑就更是热上加热、火上浇油了。

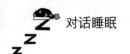

考试，过程可以努力，结果只能接受；球赛，合理安排有选择地去看。

有几个小建议可以去尝试：

✓ 夜间的睡眠质量和效率，某种程度上会对白天的功能状态和个人的情绪状态等起决定作用，这一点毋庸置疑。所以，除非不得已，不然所有的事都为睡眠让路吧。

✓ 夏夜的睡眠，适度的温度、湿度等确实会影响睡眠。现在的空调有各种功能，好好研究一下你家里的空调，找个最适合的模式，该开就开吧。

✓ 家里的事要共同努力来一起解决。可以大家把各自的重要事务和时间点列表，共同探讨如何更好地合理安排，然后相互配合遵照执行。

✓ 关于考试。任何一种考试都是过程可以努力，结果只能接受，考完就尽快调整心情，整理好自己，继续出发。对于有些需要选择学校的考生家庭，纠结和煎熬都是必经的，高分有高分的苦恼，低分有低分的难过。未来是否美好虽然很大程度是由各种选择决定的，但其实谁也不知到底怎样才是最好的选择。于是，唯有按照当下的状况选择当下合适的。已经考完的，更加要合理安排考后的时间。

关于球赛：合理安排，有选择地去看。欧洲杯，场次确实太干扰睡眠了，权衡清楚再决定吧，实在不行，勉强看看中超联赛直播就好了。

最近各种稀奇古怪的梦以及白天的状态，可能与天气以及你近期遇到的事件有关。不是很严重就暂时不用太过紧张担忧。如果睡眠时间能保证了，但是晚上还噩梦连连，白天没精打采，建议早点去找专科医生就诊。

祝尽早调整好，好好享受生活和球赛！

长假用来补觉有错吗?

患者曾小姐来信:

江医生，您好！我是您前几年的老病人，之前睡眠和情绪都一直很稳定，停药也差不多两个月了。国庆长假期间，我怕人多，没有安排外出，心里想着这下可以在家舒舒服服地睡几天了，好好补一下平时缺的觉。坦白讲平时因为工作，每天总是觉得不够时间睡觉，我也不想如此，但总是身不由己。

放假前两天倒真是睡得比较安静，不用被闹钟叫起来，也没有电话吵醒，虽然还是会在早上差不多的时间醒来，但转过身去又能迷迷糊糊地继续睡一两个小时。后来几天就乱套了，晚上又开始有点入睡困难，尤其是上班前的那个晚上，很担心会再次出现严重失眠，就要再经历一次噩梦，怕影响白天工作。结果不幸言中，我果真失眠了，凌晨两三点钟的时候爬起来吃了一次安眠药，到现在人还不是很清醒。

江医生，您说我该不会是病情又反复了吧？是不是从今天开始，我又要过每天吃安眠药的日子了啊？该怎么办才好啊？

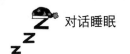

江医生回信：睡眠没有长假

曾小姐，你好！原则上长假不是拿来"补觉"的。

很多上班族平时都会因为工作或非工作的原因而有意无意地压榨睡眠，包括我们专科医生在内。所以，七天长假，拿一点时间来补觉是可以理解和允许的，但不能"肆意补觉"，具体时间要视每个人的情况而定，把握不准还是建议在长假前就找专科医生咨询一下。

如您所描述的长假前的状态，也许在放假第一天上午睡到自然醒就足够了。过度、无效的补睡和赖床不仅浪费假期，更有可能降低睡眠效率，改变"睡眠—觉醒"节律，加重或引发睡眠问题。

现在的长假，不少人都会选择"宅"或"半宅"。其实，"宅"本身并不是什么大问题，关键是要科学合理地去"宅"，这样才能劳逸结合，让黄金周真正发挥黄金般的作用。

长假后期，对所出现的睡眠问题及其后果的过分担心，也会随着上班日子的临近愈发严重，甚至产生恐慌，这种情绪会令睡眠问题进一步恶化。其实，不必预期担忧，如果非你所愿，病情有波动，仍是要接受和面对现实，放下心理包袱，及时治疗。建议及早复诊，制订下一步的治疗方案。

祝早日康复！

"科学宅，真休假"：
工作人群、孩子、家长在长假中怎么睡？

长假休养，越养越懒？

很多人都有这样的体会，有假期尤其是长假的时候，一开始感觉自由自在很惬意，但好景不过三天，很快就出现各种不自在，饮食睡眠节律紊乱，情绪和精神状态也可能会出现这样那样的问题，常被人冠以"假期综合征"之名。越长的假期越需要科学宅，才可真休假。

在外打拼的打工一族的春节长假，无疑是远离繁忙工作与人情喧嚣的好时机，也很容易在这个时段让自己处于"养猪"状态，想睡就睡，想吃就吃，似乎要把这几年没睡够的觉、没吃饱的饭一股脑地全都补上。每天不用再去琢磨是善意还是恶意的竞争，不用去费心揣测老板、客户和同事的心思，也不用去考虑业绩之类的事。总而言之，绷着的神经一下子松了下来，晚上很晚都不舍得睡，早上很晚都不想起床。将近中午勉强起床后，由于基本上不用出门见人，所以也不必化妆，每天就穿着睡衣在家里晃来晃去。但有时事与愿违，许多人发现，彻底的放松反而让人更累、更懒，更提不起精神。于是有人笑称"长假休养，越养越懒"，脑子好像变笨了，反应有些迟钝，注意力也不是很集中，人也很懒散，每天都觉得怎么睡都睡不够。假期结束重回工作岗位时，人也懒懒的，提不起精神。

我们每个人都离不开人际的互动与交往，需要在其中获得价值感和成就感，也需要有一定程度的斗志和警觉，才能保持一种良好的生活状态。过度的"休养"生活使正常的人际互动减少甚至缺乏，人也无法保持适当的警觉，当然会状态不佳、越来越懒。

一番放肆的吃吃睡睡之后，"睡眠—觉醒"节律被严重打乱，精

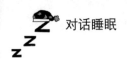

神反而变得不济。太晚睡、太晚起、赖床等，都是睡眠卫生不良的行为，需要纠正，因为卧床时间过长，只能降低睡眠效率，增加实际睡眠的"含水量"。

工作人群：忙闲有度，保持平衡

让自己"忙闲有度"：

工作的时候，"忙"是常态，这时要把"闲"穿插其中，寻找并训练自己用最有效的方法高效率地放松。放假的时候，"闲"是常态，这时就要适当地穿插"忙"，有目的地安排一些新鲜的或是令自己感兴趣的事情来做。

要牢记"欢乐有度，睡眠为大"：

透支睡眠的行为并不可取，却是绝大多数工作人群的常见状态，放长假时当然可以尽情欢乐，但这时不可继续透支睡眠。可在放假之初安排一个上午适当"补觉"，以"偿还"之前欠下的睡眠债，但之后的作息时间，还是要尽可能地保持规律。假期快要结束时，可根据个人自身情况设定"过渡期"，及时收心，把自己调回"非长假频道"。

保持锻炼和正常的社交活动：

锻炼不是一定要去健身房，可以见缝插针进行。也不妨尝试各种不同的运动，只要坚持一段时间，就一定能从中尝到"甜头"，让身心充满活力，社交活动要安排得当，把握好假期"宅"的程度，像约三五知己一起去户外就很好，可以锻炼、社交两不误。

学生：放假了，孩子的睡眠不能放"大假"

不稳定的睡眠模式可能影响孩子的情绪与行为：

寒暑假期间，不用像上学时那样早起，每天都可以睡个够，小朋友们真是开心，有的孩子每次放长假，睡眠也跟着放假了，基本是昼夜颠倒。不良睡眠行为导致睡眠效率低下，也就不难理解为何假期看似睡眠的时间更多了，可许多孩子反而出现了睡眠不足，人也变得状态不佳、越来越懒。事实上，这一"奇怪"的现象体现了假期最容易出现的不良生活方式的一个后果。发育中的孩子每天至少需睡足 9～10 个小时，夜里 10 时至深夜 1 时是人体生长激素分泌的高峰期，也是细胞更替的活跃时间，这是保证孩子身高和体质的关键。因此，睡眠对于孩子的身心成长影响非常大，如果不稳定的睡眠模式长期持续，还可能会影响到孩子的情绪与行为，家长对此不可忽视。

循序渐进恢复作息规律：

有些孩子反倒在假期出现睡眠不足，而且开学后又要面临一个睡眠调整的重新适应过程。

怎样才能让孩子们的睡眠不再放假？开学后会自动切换正常模式吗？还是只能被动地等待开学？

虽然表面上大多数孩子的睡眠都可以在上学之后的一两周内就调整过来，但从理论上讲，假期作息无序的状况对身心的不利影响还是存在的，所以还是应该尽可能避免。而且，假期过度放松，以往紧张但有节奏的作息规律一下被彻底打破，虽说是想缓解或逃离学习带来的疲劳或压力，然而有时却事与愿违，许多孩子长假结束后反而状态不佳，需要较长的一段调整时间才能让自己重新适应学习的环境。

要使孩子在新学期迅速适应上学的作息节奏，这种调节最好在假期中就要进行。

睡眠已经在假期乱了套的，家长可以尽早循序渐进地恢复孩子的作息规律，而不是被动地等待开学后才去调节。有条件的话，家

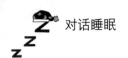

长可以尽量带孩子离开原有的生活环境，促进亲子感情，促使孩子离开电脑、电视、游戏，多与大自然接触，呼吸新鲜空气。家里的环境要尽量保持安静、舒适、轻松，家长要减少在家中的一些应酬，确保孩子有一个良好的休息环境。

孩子放假了，"闲"成了常态，但应放松有度，这时父母应分割出时间为孩子"加班"，多和孩子相处，并适当地把"忙"穿插安排进孩子的生活，有目的地安排一些新鲜的、孩子感兴趣，又能平静情绪的事情，比如讲故事、拼图、画画等；让孩子兴奋的活动则相应减少。当然，最好能多带孩子到户外进行活动，在锻炼身体的同时消耗体力，这也有助于提升睡眠质量，让孩子身心充满活力。

家长要适度分工，以身作则

每逢长假结束，人们总说要"收心"，这里其实就包括有规律的作息时间。从某个角度上讲，规律的作息时间也有利于孩子们"收心"。

家长应以身作则： 就是尝试与家里所有大人好好沟通，取得"一致"的共识。如果孩子原本性格等方面有些问题，大人们还要适度分工，红脸白脸都要有人唱。家长要重视睡眠，因为家长的以身作则也很重要。如果家长自己就总是因玩乐睡得太迟、次日又迟迟不起，想要求孩子作息有规律就没有什么说服力。

全家共协作： 召开"家庭会议"，让孩子们也一同参与，大家认识到规律作息、充足睡眠的重要性，并讨论如何在剩下的假期里逐步调整，做到有计划、有执行、有奖惩，但要注意避免使用暴力和急于求成。

要吸取教训，预防在先： 下一个假期尽可能不要给睡眠放大假。

家长的情绪要控制： 急，则意乱心慌，于事无补。

"宅族"必备睡眠攻略

许多人都说自己在新年过了一个"宅年"：拜年靠打电话发短信，吃饭靠外卖或者速冻食品，待在家里看电视上网，困了就眯一会，晚上很迟才睡。长假后不少"宅族"一脸倦容，上班或上学时总是提不起精神，白天昏昏欲睡，夜间却毫无睡意，于是利用双休日继续"宅"。

"宅"如果超出一个度，就会打乱人体节律，"宅族"其实大多存在睡眠问题，却没有引起足够的重视。

"深宅族"："睡眠—觉醒"节律明显改变

深居简出，是"深宅族"的基本特点，由于不用外出工作，他们几乎足不出户，他们最主要的睡眠问题在于"睡眠—觉醒"节律会有很明显的改变。

人体本身是有其节律的。人体自身的生物节律是以25个小时为一个周期，而社会是严格按照相对地球自转所需要的24小时节律运转，新生儿一开始都是按25个小时的节律生活，为了顺应大自然，慢慢过渡到24小时节律，白天清醒，夜间睡觉，在相应的时间进行吃饭、运动、工作等活动，以合乎自然规律。

因此，对于不用外出上班或学习的"深宅族"来说，如果完全待在家里，在没有外力"强制干扰"的情况下，睡眠节律往往会被明显打乱，比如有人睡到中午十一二点起床、到了夜里两三点才睡觉，有些人甚至往后延迟得更厉害。这对人体各系统的节律都会产生影响，不利于身体健康，比如出现代谢紊乱、免疫功能下降、易衰老等问题。

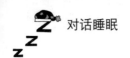

有些"深宅族"几乎从不走出家门，并形成了晨昏颠倒的生活习惯，以为只要能保证充足的睡眠时间并形成规律，那么晨昏颠倒也没有多大关系。这种认识是错误的。比如光照的时间和强度都能影响生物钟规律，早、中、晚的阳光波长不同，对人体的刺激也不同，如果长期晨昏颠倒，各器官的活动周期就可能出现异常，人会出现头昏、心慌、乏力等问题。有些盲人虽然看不见光，却同样有相对稳定的作息节律，说明生物钟对光的感受并不是完全通过眼睛，其他一些细胞也能感受到光线的明暗变化。

业余时间"宅"在家：提防随意打盹

在"宅族"中还有一群人，他们看似有正常的作息，天天出门上班上学，但由于压力太大、竞争太强、对人际关系失望等因素，心中积累了很多负面情绪，下班或放学后往往不想出门，过着"单位—家"或者"学校—家"两点一线的生活，每逢双休日或者节假日更是"宅"在家里，困了就睡一觉。

这类"宅族"往往回避现实，看似每天出门，但整天面对的只是工作学习的伙伴或者家人，容易出现一些问题，比如可能将单位或学校里的负面情绪带回家，却没有较好的解决方式，因而导致较多的家庭矛盾。而从睡眠角度看，由于户外活动很少，人体非常容易感到倦怠，有些"宅族"甚至花很多时间躺在床上对着电视和电脑，感到困倦了就随时打个盹，这会对睡眠的调节有非常大的影响。比如有人从下午两三点一直睡到五六点，或者晚上八点感到困乏了就睡到九点，殊不知傍晚以后的打盹会严重影响到夜间的睡眠，结果到了该上床睡觉的时候根本无法入睡。

事实上，睡眠有其效率，10分钟的打盹就会让人很清醒，精神很足，如果感到困乏就随时打盹，必然会干扰正常的入睡节律。而正常节律被打乱后，"宅族"会觉得在正常时间起床的睡眠对自己并不够，就更想在白天多睡些，从而形成白天昏昏欲睡、夜间无法入睡的恶性循环。

"宅族"睡眠攻略：制订生活计划表

"宅"并非绝对是件坏事，每个人都要有自己独处的时间，用来静思、冥想，进行一些自我调整，或与家人共处，但需要掌握一个度。

从睡眠角度，"宅族"怎样拥有良好的睡眠？如果是不需要固定时间出门工作或学习的"深宅族"，家就成为其主要的生活场所，这时不妨为自己制订一个生活计划表，并遵照执行，做到起居有常、顺应节律。

简单说来，这个生活计划表就是"到什么时间做什么事"，比如几点起床、几点吃饭、几点使用电脑、多长时间起身活动一下做做操、几点钟外出运动，也可以规定在家里的跑步机上跑步、按摩椅上按摩的时间。

制订生活计划表时一定要注意劳逸结合，并把户内与户外结合起来，尤其要保证有一定时间的户外光照和活动时间，这对睡眠节律的调整很有效果。

如果是业余时间"宅"在家里导致睡眠问题，这类人群要学习如何改掉坏习惯、调整睡眠，比如不要赖床，保证适量的户外活动，也不要躺在床上看电视、用电脑，白天只午睡等。

如果宅男宅女们觉得自己调整起来有困难，不妨咨询专业人士。因为人体机能在一天 24 小时里有其自身规律，在何时安排何种活动，是有科学依据的，有人觉得自己睡不着就起来在跑步机上跑上两个小时，让自己劳累，其实这样干扰很大，反而更加难以入睡。

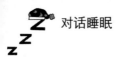

下午 3 点后不要再午睡

通常人的困倦高峰有几个时间点：

子夜 1 点，人体进入浅睡阶段，易醒。此时头脑较清楚，因此熬夜者如果在此时想睡反而会睡不着。到了 2 点，绝大部分器官处于一天之中最慢的工作状态，而肝脏却在紧张工作，为人体排毒，因此每天 2 点应该进入深睡眠，如果还没有睡，也不要饮用咖啡、茶、酒等刺激神经的饮料，而应选择水、牛奶。到了 3 点，人体进入深度睡眠阶段，肌肉、骨骼、关节完全放松。

中午 1—2 点，人体第二个低潮阶段开始了，反应迟钝、感到疲倦，易有昏昏欲睡之感。午后是唯一建议的白天睡眠时间，这时最好躺下，但时间不必太长，休息半小时至一小时即可。下午 3 点以后不要午睡，尤其是傍晚以后的小睡将会严重影响夜间的入睡。

晚上 10 点，人体最困倦的时间，此时呼吸开始减慢，体温逐渐下降。因此最好放松身体，在晚上 10 点半后上床，保证晚上 11 点入睡。

现代人应在晚上 11 点前入睡，到次日早上 7 点，仍可保证 8 个小时的睡眠时间。不过，每个人需要的睡眠时间各不相同，不必拘泥于 8 小时，只要白天不困就行，睡得太多或者太少都会影响健康，但是一定要保证最少 6 个小时的睡眠，这是"人体透支的最高限额"。

赖床让睡眠效率降低

不少人都有赖床的习惯，明明已经醒了，却不马上起床，在床上赖上十几二十分钟甚至更久，才恋恋不舍地起床，对宅男宅女来说，不用按时上班更容易赖在床上迟迟不起。赖床是一个坏习惯，会影响睡眠。

床的功能主要有二，即睡眠与性活动。而对于睡眠而言，床与睡眠之间是一个条件反射关系。人们当然也可以在床上做任何其他的事，比如聊天、看书、看电视、用电脑、吃东西，但这些事情破坏了床与睡眠之间的条件反射的形成与强化。

如果醒来后继续躺在床上，可能又会迷糊几分钟，这会降低睡眠的效率。"睡眠效率"是睡眠时间占卧床时间的百分比，卧床时间是分母，卧床时间越长，分母越大，睡眠效率就越差，因此并不提倡赖床。

"宅族"尤其要注意避免赖床，在规定了起床的时间点后，虽然不必使用闹钟，但到时候醒了就要起床。每天早晨要在同一时间起床，如果今天在床上懒得起，到了明天早晨就会更懒。

现代人赖床原因很多，其中一个是没有睡足觉，怎么办？可以在中午睡一觉，哪怕只有几分钟却效果显著。

双休日"宅"在家里补觉？不推荐！

很多上班族在双休日成为"宅族"，觉得一周上班太累、缺睡少眠，周末刚好可以利用起来在家里补补觉。但从科学睡眠的角度而言，并不推荐周末"宅"在家里补觉。

平常睡眠不足的话，周末可以补睡，但一定要适当，最好只在周六上午补。大家对补觉的理解存在误区，比方有人认为昨夜少睡了三个小时，今天就应多睡三个小时补上，其实不是这样的。在我们感到非常困乏的时候，哪怕只是很短的时间眯一下，就感到精力又恢复了，这是因为睡眠不足并非对睡眠整体的剥夺，人体在补睡时会先将最需要的、最有生物功能的部分进行补偿，所以即便觉得工作日天天不够睡，但周六上午补一两个小时也就差不多了，可把

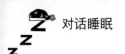

损害程度降到最低，如果双休日的大部分时间都在睡觉，只会破坏人体节律。

　　现代人总说自己睡眠不足，其实多是人为造成的。不少人长期形成了不太好的生活习惯，非得要到半夜 12 点甚至一两点才睡，却没有意识到这样的生活习惯其实是有问题的。同样，所谓压力大导致睡眠少，在一些情况下也是一个借口，关键是自己要重视睡眠。

第七章

睡眠是一辈子的心事

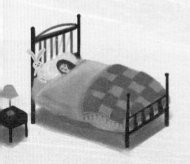

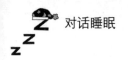

失眠：

心理治疗不容忽视

　　失眠不仅影响患者本身，如果处理不好，也会影响家庭关系。失眠也可能给社会造成不安宁，比如司机睡眠不足是车祸发生的一大祸首。失眠会给患者带来痛苦，如果处理不当很有可能会影响其人际关系、家庭关系，而社会的和谐离不开人际关系、家庭关系。从这个角度看，和谐健康睡眠与和谐社会是有密切关系的。

　　一名男子多年来一直自觉睡不着，白天精神很不好，工作也难以做好，同时也经常向其妻子抱怨，妻子觉得自己明明看到丈夫入睡了，为什么要小题大做呢。因此也影响到两人的关系，有时还剑拔弩张。一个中学生每次临近考试就睡不着觉，影响了发挥，这可急坏了他的父母。父母带着孩子来到医院咨询，孩子虽然知道失眠影响考试，但是也不是非常着急，反而他的父母焦虑万分，影响了日常的工作和生活。

失眠是睡眠障碍中最常见的症状——治疗失眠，不容忽视

　　多数的失眠是由心理因素引起的。把失眠问题看成一棵大树，如果患者说失眠了，医生就机械地开安眠药，那就像是剪去大树的叶子。用物理疗法、行为疗法、认知疗法等方法治疗，那也只是砍掉了大树的一些树枝，最根本的是要找出失眠的病因，对症下药，这才能把大树连根拔起，失眠才可能治愈。

　　在很多情况下，失眠的始发与持续往往与心理因素有关。比如生活事件带来心理冲突，心理冲突引起情绪压力，情绪压力导致生

理警醒水平升高，从而导致失眠。如果刺激因素持久存在，或者当事人不能从心理上有效地作出适应，则失眠会迁延下去。

许多失眠患者都是因为有怕失眠的心理，晚上上床就担心睡不着，或是尽力去让自己快入睡，结果适得其反。本意是想睡，越怕失眠，越想入睡，脑细胞就越兴奋，故而就更加失眠。正是这种担心失眠的焦虑加剧了睡觉质量的恶化。

治疗失眠须追根溯源，对症下药

治疗失眠最重要的是要找出患者失眠的病因，这样才能追根溯源，对症下药。

临床实践证明，很多失眠患者的失眠问题是工作上的不顺心、学习上的压力、家庭关系的紧张、经济上的重负、爱情受挫、人际矛盾、退休后生活单调、精神空虚等原因所致。而对由心理因素引起的失眠来说，药物及其他疗法只是一种症状治疗。睡眠科医生会给病人关心与安慰，向他们解释失眠的性质，说明失眠并不可怕，是可以治愈的；宣讲睡眠卫生知识，让他们获得有关睡眠和失眠的正确知识，然后共同找出失眠的心理因素。找出问题所在并加以正确处理，采用心理疗法进行调节，失眠也就痊愈了。即使是程度较重的慢性失眠者，心理治疗也可起到消除顾虑、安定情绪作用，为下一步治疗打好基础。

很多引起失眠的心理冲突与人际关系紧张有关，医生就可以教导失眠者掌握人际交往技能，学会正确处理人际关系，在这种情况下，医生常同时做交际双方的工作，通过治疗，可使夫妻关系、家庭关系及其他人际关系得到改善，对失眠起釜底抽薪的治疗作用。

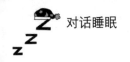

"海岩"先生，晚安不晚安

李先生患抑郁症很多年了，经过治疗，症状已基本控制，现在仍在服药巩固治疗。他戏称自己是与海岩同类的人，生意做得小有规模，也喜欢写东西。

"白天我是个商人，晚上我就成了多愁善感的诗人和作家。当然我比不上海岩的才气，写出来的东西还没到能够发表或出版的水平。"李先生说。入夜，他每每感觉才思泉涌，在书房一待就是大半夜。

我不太清楚海岩的作息时间是不是也是这样，但很清楚，这位"海岩"先生他才思泉涌的"成果"多数都是一些盘踞在脑中的"想法"，一些对别人的建议和对社会现象的评论等，虽然第二天睡醒之后，很多都已记不清楚或者激情不再，但李先生还是习惯这样的作息方式。

诱惑，使他晚上"无心睡眠"

其实，晚上 11 点左右，李先生已经有些睡意了，但他总是"无心睡眠"，舍不得去睡。用他自己的话来讲，有很多事情要做，比方说，可以吃吃东西、看看电视、上上网、聊聊天。结果瞌睡虫一走就是几个小时，有时干脆一去不返。好在公司是自己的，早上不需要赶着上班，但女儿要上学，妻子要上班，所以早晨他好梦正酣的时候，总会被吵醒，有时候会忍不住对妻子女儿吼几句。等家人都走了，李先生会继续睡到中午才起床。

运气好的时候，可以再睡一觉，起床的时候，感觉状态还比较好，也不随便发脾气；运气不好的时候，就没有办法再入睡，起床后感觉心情不是很好，还很容易发脾气。一家人经常为这事儿吵来吵去。原来的主治医生劝他注意作息时间规律，他很抗拒，坚称自己的睡眠没有问题。妻子实在是忍受不了，就强拉硬拽，逼着他来看睡眠专科门诊。

超级"辩手"，抛出雷人问题

李先生给我的第一印象是：非常喜欢与人辩论，个性比较固执己见，带有一些强迫色彩，对事物喜欢追根究底。

他坐下来还没等我询问就先表明态度："医生，我其实是被逼来看门诊的，但现在既然来了，我就跟您好好讨论讨论'睡觉'这个问题。我每天凌晨 3 点钟睡觉，中午 11 点钟起床，算起来也睡了 8 个小时了。现在很多人都睡不够 8 小时呢！我老婆的睡眠就只有六七个小时，我觉得她比我更需要看医生。这是其一。

"其二，以前的医生说我作息时间不规律，我觉得自己很规律啊！每次上床和起床的时间基本上都是固定的，前后相差不到半小时。

"其三，现代人的夜生活很丰富，很多人都是一两点钟才睡觉，难道说这些人都是病人吗？我的那些朋友都这么晚睡觉的，如果我 10 点多就上床睡觉了，不是显得很奇怪、很不正常吗？"

"海岩"先生：早睡很"浪费"

在这个世界上，不少人的确在白天和黑夜有着两种截然不同的生活方式，展现出两种截然不同的性格，这原本是无可厚非的事情。如果调整得好，两种生活都可以过得很好，李先生崇拜的海岩就是个很好的例子，至少目前还未听闻海岩有这方面的苦恼。

但李先生毕竟不是海岩。事实上，他的健康和工作并非如他所

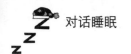

说的那样没有问题，相反，他已经很明显受到这种生活方式和作息的负面影响。比如，他的血脂这几年一直偏高，而原本就不是很稳定的情绪也明显受到睡眠情况影响。白天，尤其是上午，他基本上处于"怠工"状态，但有时候生意不等人、客户不等人，偶尔需要他处理公务时，就明显觉得注意力集中不起来，工作效率也低，甚至出错。

"你有没有试过晚上早点儿睡，例如困的时候就睡觉会怎样？"我问。

李先生想了想，回答道："以前我老婆去进修的那几个月试过，因为早上要起来照顾女儿嘛！早睡的话就会早醒，11 点钟睡的话，早上不到 7 点钟就醒了，不过精神很好。"

"那为什么现在困了不早点儿睡呢？"我问。李先生不假思索地回答道："晚上我精神很好，思维也很活跃，那么早睡很浪费。"这种不良认知，正是李先生问题的关键所在。

睡眠时间和死亡率，呈 U 形曲线

现代人在睡眠问题上，存在很多不良的认知和行为模式，如"明知不可为而为之""明知故犯""悔不该当初"等。

比方说，所有人都知道睡眠是重要的，但也几乎都有过类似经历：人生重要的事情实在很多，考试时成绩是重要的，所以要挑灯夜战，睡少一点好像没影响；工作时业绩很重要，所以要加班加点，睡少一点影响也不大；年轻时偶尔狂欢很正常，即使通宵不睡，一两天也就调整过来了；年老时睡眠浅，即使偶尔失眠也不以为意……

如此看来，似乎与其他事情相比，睡眠是最可以被压榨的。不顾后果的奋斗、疯狂成瘾的娱乐，每一条都可以成为今夜无心睡眠的理由。睡眠透支，已成为很多人的一种惯性行为了。

很多研究证实了睡眠不足的不良后果。国外有研究表明，习惯性睡眠时间和死亡率呈 U 形曲线关系，每晚睡眠时间在 7 小时左右者，死亡率最低；睡眠时间低于 6 小时和高于 8 小时，死亡率均显著上升；7～8 小时的睡眠时间，糖尿病和冠心病的发病风险最低。

与睡眠时间相比，更重要的是睡眠质量和睡眠效率。从表面上看，李先生的睡眠时间足够 8 小时了，实际上，睡眠质量和睡眠效率都很差。尤其是清晨，他的睡眠总被打断，正常睡眠被严重干扰，能"一觉睡到天亮"的频率明显减少。结果就是，他的体力、精力和情绪都会受到很大影响。

睡眠与情绪，仿佛一对双胞胎

睡眠与情绪仿佛是一对相互有心灵感应的双胞胎。睡眠充足有利于情绪稳定，而稳定的情绪是保证睡眠充足的必要条件，任何一方出了问题，另外一方都会在第一时间"感应"并受到影响。

而对于抑郁症病人而言，睡眠就更加不只是睡眠了。抑郁症有很多残留症状，其中之一就是失眠等睡眠障碍，这些问题甚至是影响治疗效果评价、生活质量以及社会功能恢复的重要因素。

按照李先生和他太太的说法，最早发病时的那些抑郁症状早就消失了，现在最主要的问题是有时候心情不是很好，但也差不到哪里去，有时候脾气比较大，就是因为这样，抗抑郁药一直不敢减量，已经维持一年多了。

其实，导致李先生抑郁症治疗停滞不前的主要因素就是睡眠问题，如果睡足了，他的情绪就会很稳定。

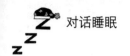

有心睡眠，才能真正睡好觉

"众人皆睡我独醒，众人皆醒我独睡"看上去很不错，但代价很惨重。

针对李先生喜欢探究和辩论的特点，我除了例行让他写睡眠日记，注明对自己情绪和工作表现的评价之外，还给他布置了两个特别作业：

第一份作业是自我分析，对他的睡眠问题进行"得失评估"，列出"获益清单"和"代价清单"；要求李太太征集全家人对此问题的评估意见，复诊时将两份"评估报告"进行比较。

第二个作业是做对照实验。每周选择 1~2 个晚上做到一有困意就马上睡觉，每次复诊前自己先做比对分析，比较"困了就睡"和"困了不睡"两者的整体状态。这两份特别作业，李先生非常乐意完成。

复诊几次之后，"获益清单"基本上还是李先生第一时间列出来的几条，但"代价清单"已经长达十几条了，而家人列出的"代价清单"之中，还有差不多十条是他觉得也有一定道理的。

李先生虽然比较固执，但并不偏执，面对自己分析统计出来的结果，他承认，至少对他而言，多年的不良睡眠习惯现在看来的确有必要改变一下。李先生的主动配合使治疗出人意料地顺利。

我们身边有很多李先生这样的人，甚至有些时候，连我们自己都会不自觉地成为"李先生"。往往当我们的健康亮起红灯时，我们才会开始重视发生的问题。有些时候尚可亡羊补牢，但更多时候却已有心无力。

因此，请小心呵护您的睡眠，千万不要让"无心睡眠"变成"想睡却有心无力"。

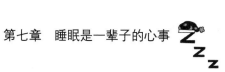

　　世界卫生组织和世界睡眠研究组织联合发表的《睡眠和健康》报告指出：与 100 年前相比，现代人的平均睡眠时间已经缩短了 20%。现代社会有了更多压榨睡眠的理由，或者说是诱惑更为恰当。"海岩"先生的故事告诉我们：诱惑您缩短睡眠时间的理由看起来很美，却很可能是您健康的杀手。

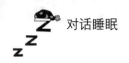

情绪动，失眠起

患者来信：

江医生，您好！我今年50岁，10年前因睡眠不好，头晕、呕吐，医生开了黛力新服用，每早1粒。吃了以后睡眠明显改善，头脑也清爽了。吃了一年多后，我想停药，就减半服用，也还可以。但完全停服就头昏脑涨，整夜睡不着，又不得不接着吃。停了几次都不成功。请给予指导。万分感谢！

失眠病人"情绪化"

睡眠与情绪就像是孪生姐妹，相互之间有着密不可分的联系与影响，一动俱动。

失眠的人容易烦躁、易怒、焦虑、恐惧、抑郁等，甚至"连死的心都有了"。而有情绪问题的人通常也都会出现各种各样的睡眠问题，比方说入睡难、醒得早、醒后难再入睡、多梦、噩梦等等。

有资料显示，40%～80%的门诊抑郁症病人存在睡眠问题，且后者可阻碍前者症状的缓解。无论是单纯的还是情绪所致的睡眠问题，睡得好一点，心情也会跟着好一些，而情绪如果改善，睡眠也可能会随之改善。

但有意思的是，临床上很多有情绪问题或是精神疾病的病人，都坚持认为自己只是睡不好觉，"睡好了就什么问题也没有了"，甚至很多病人家属也是这样认为。

因此，在处理以"失眠"为主要或唯一主诉的个案时，很多医生会特别注意，或从临床经验出发，或从专业知识出发，或从循证医学证据出发，留意病人的情绪问题，并进行相应处理，相应所开

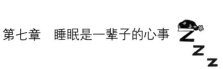

处方的药物之中，也可能会有缓解焦虑、抑郁等情绪的药物。

用药不宜"情绪化"

黛力新是氟哌噻吨美利曲辛的商品名，它是一种复方制剂，每片含 0.5 毫克氟哌噻吨和 10 毫克美利曲辛。其中，氟哌噻吨是一种神经阻滞剂，小剂量具有抗焦虑和抗抑郁作用，而美利曲辛是一种抗抑郁剂，低剂量应用时具有兴奋特性。两者在治疗作用上具有协同效应，但同时，两种成分所具有的副作用也都可能在病人身上呈现。

要特别注意，此药最好不要骤停。不少病人在使用一段时间之后，突然停用会出现"撤药综合征"，表现各不相同，可以表现为胃肠功能紊乱、心悸、出汗、头昏、头痛、失眠、焦虑、易激怒等，个别病人还会出现意识障碍等，有些与症状反跳或疾病复发很难鉴别、区分开来。

这时，常见的处理方式之一就是再次使用黛力新。这也是很多病人反映"黛力新很难戒掉"的原因之一。因此，虽说此药可获得的途径很多，各大医院和药店都可以买到，但还是建议在专科医生指导下使用，无论用药、减药还是停药，都不应"情绪化"。

对于医生来说，理清病人的睡眠与情绪之间的因果关系非常重要，也是必需的。当然，有些时候很难在短时间内就能确定，但在整个治疗过程中必须要不断去评估修正。如果是情绪问题所引起的睡眠问题，则前者（情绪问题）是"本"，后者（睡眠问题）是"标"，要按照抑郁障碍和焦虑障碍的诊疗指南规范治疗（具体可咨询专科医生），"标""本"兼治才可能真正治愈，尤其要强调维持，治疗期不能擅自停药，以免因治疗不规范而导致疾病慢性化，贻误治疗最佳时机。

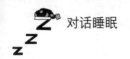

抑郁了，如何找回好睡眠

　　小武在某家国企工作了五年多时间，辛苦打拼的结果令人艳羡，"三级跳"升入企业中层，所带领的团队每年的业绩也是遥遥领先。一切顺利，但小武越来越不开心了。

　　因为小武是女性，总是不断有谣言说她是通过潜规则上位。这些从小武进了公司就一直在传，一开始小武的心情会受到不小的影响，有时候也会为此哭泣。但因为有老板的信任和家人、好友的支持，再加上日子久了，小武的努力和付出也是人人所见的，这些谣言也就慢慢地传得少了，就算传到小武耳朵，影响力也变小了。

　　但进入中层后，公司表面一团和气，暗中头破血流的派别之争和争权夺利常常令小武唏嘘不已，但有些事无法说与人听，只能自己默默承受。外人的艳羡与内心的纠结形成强烈碰撞，年轻的小武渐渐出现失眠、多虑、郁闷、悲观、易怒等症状。

　　终于有一天，小武与上司大吵了一通后愤然离职，成了派别之争的牺牲品。但那些病症并没有随着小武的辞职而消失，反而因为有更多的空闲时间来想问题，纠结的状态也更明显了。晚上躺在床上几个小时都睡不着觉，甚至通宵不睡，就算迷迷糊糊睡着了也早早地就醒过来，再也睡不着觉。天亮了根本不想起床，一直赖到十点多才勉强起床。白天多数在家待着，不想出门，不想见人。最常做的事情就是对着电脑，但很多时候也不知道自己在看什么或者做什么。对男朋友也是不冷不热的，出门的时候也不打扮自己了。家里人很担心，就带她来看医生。经医生诊断小武是患上了抑郁症。

　　抑郁症的睡眠紊乱也分很多种，因人而异，有的是入睡难，有的是早醒，有的是多梦，还有的是几种症状都存在，但以早醒最为明显。不过有的抑郁症病人并非睡不着，而是睡不醒，每天卧床睡眠甚至在十个小时以上。不管睡多睡少，睡醒都是很难解乏。一般来说，随着抑郁症状的缓解，睡眠紊乱的情况会有所改善，但也有些病人，抑郁症状消失，睡眠问题仍然存在，成为抑郁症的残留症状之一。

有意思的是，临床上很多抑郁症病人都不承认自己有情绪问题，强调只要睡好觉心情就恢复正常了。但其实不然，如果只是服用安眠药，非但不能稳步改善睡眠，就算能够好好睡几天，好心情也只是昙花一现。

因此，对于抑郁症的治疗，一定是以治疗抑郁为根本，改善睡眠为手段之一。

对于小武这种情况有以下几个小建议：

必须接受规范系统的抗抑郁治疗。至于主要采取心理治疗或是药物治疗，则视不同情况而定。但切忌抑郁症状和睡眠问题改善之后就自作主张中断抗抑郁治疗，否则几乎无一例外，抑郁和失眠会在不久以后再次光临。有的抗抑郁药本身就有一定程度的镇静作用，这原本属于药物副作用，我们却可以"变废为宝"，但有的抗抑郁药则会加重治疗早期的睡眠问题，医生会在综合考虑后决定最有利的首选治疗方案。

要学习如何管理自己的情绪，尤其是睡前，要尽可能做到"松身静心"。睡前的所有计划基本上都属于有百害而无一利的"空想"。通常，我们想得再好，都不可能半夜三更来"执行"，但这些念头，会令自己的头脑很兴奋难平静，干扰了睡眠，早上醒来的时候头昏脑涨，睡前想的那些都不知躲到哪里去了。更何况，很多抑郁症病人的情绪都有朝重暮轻的特点，就是说早上醒来的心情最差、自我评价也最低，这样的状态再去回想睡前那些"雄心壮志"的规

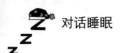

划，其中的落差则可想而知了。用病人的话来说，一大早起来就像掉进了万丈冰窟。所以，睡前的那些念头想法，尽可能做到不主动去想，如果它们自己跑出来，也不用抗拒，可做点其他轻松点的事情尽可能转移一下注意力。

减少无效卧床时间，提高睡眠效率。至少做到早上醒来不赖床，白天懒动不睡床。

规律作息时间，加强白天的户外活动和锻炼。

相信随着治疗的推进，好心情和好睡眠都会回来的！

清单法——失眠的"心药"

高考或裁员、失恋等重大事件发生前后，部分人都会失眠。白领阶层的吴小姐就是其中一个比较典型的案例。她总是担心被裁员，睡觉时躺在床上，没有一点睡意，白天发生的事好像放电影那样，一幕幕地重现在脑海里，好不容易睡着了，也常常被噩梦吓醒。于是身心疲倦的吴小姐找到了我。

我详细了解了整个过程，并对吴小姐的睡眠情况和情绪状态进行了简单的评估。然后提出列出"失眠原因清单"的方法并予以解释，教吴小姐一些放松的方法，跟她一起制订每日的活动计划。当然，也给她开了一点备用的安眠药。

吴小姐离开诊室的时候，整个人轻松了很多，用她的话来讲，就是"我终于知道自己应该做些什么了"。之后的几次复诊，吴小姐带来的笔记越来越少，清单越来越短，脸色也越来越好了，久违的老朋友——"睡得香"，开始越来越多地拜访她了。

列举"失眠原因清单"如何操作？

尽可能弄清楚自己失眠的原因：

可引起失眠的原因很多，如失恋、考试紧张、工作压力过大、身体不舒服等。最为夸张的是，连中了彩票也可以兴奋得睡不着觉。好像任何一件事都会在某个时间让某个人睡不着，但对多数人而言，每次睡不着的原因是能够分出主次的。这时，你可以用纸笔记录或者跟人讨论，之后把自己及身边最近发生的事情一一列举出来，然后逐一分析，按照对睡眠的影响大小排序，列出自己的"失眠原因清单"，列得越多越详细越好。因为人们往往在极度困惑和苦恼的时候，就会发现所有事情都复杂得缠夹不清，感觉问题简直无法解决、

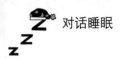

无从下手。

给"失眠原因清单"瘦身：

在清单的每一个原因后面，写出至少一个可行的解决办法，然后去实施。只要去做了，无论做了多少，都把这个原因从清单上划掉。这样，几个回合下来，不用心理医生，自己都可以很清楚地知道自己应该去做什么，能做什么了。

寻求其他人的帮助和支持：

听听别人的意见，试试别人的方法。如果自己可以做到，就在清单上划掉这一项。如果把身边可以利用的资源都用了之后，还是无法划去某些原因，就必须毫不犹豫地寻求专科医生的帮助。

如果被失眠困扰，试一下清单法吧，这种"心药"也许会给你带来意想不到的收获。

行为处方，助你睡好觉

　　林先生是一位年轻白领，每天加班到很晚才回家。近来晚上睡觉前，他会不自觉地回想白天的琐事做得够不够好之类，想着想着，竟一两个小时就过去了，身体已经很疲惫，眼皮也很沉重，但就是睡不着。于是，他开始担心这会影响第二天的工作，不断地催自己收拾心情快睡觉，但这时脑子就像个叛逆的孩子，越想睡着却越睡不着。这样纠缠几个小时之后，凌晨时分他才迷迷糊糊地睡上一小会儿。但是，当早上闹钟响起，他却不得不面对这么一个痛苦时刻：要在这一天中最头昏目眩、精神不济之际，起床上班！

　　这样熬了差不多一个月，林先生开始变得憔悴，有时很容易心烦气躁，胃口也不好，周身肌肉酸痛，工作中也偶尔出现一些小差错。不少人关心他是不是失恋了，这让他啼笑皆非：我连女朋友都没有！林先生告诉自己不能这样继续下去了，可是一到睡觉时分，脑海里那一幕幕"电影"仍旧闪现个不停……

松弛训练，持之以恒，功用方现

　　林先生找到了我，询问能否不吃药而治好。我给林先生列了张"作业清单"，包括松弛训练、运动锻炼、做好每日安排、手写日记和矛盾意向法等。一周后，林先生来复诊，说症状改善并不明显。

　　我认真检查了林先生的"作业清单"，发现他只做了两次松弛训练、记了半天的流水账，其他全部没做，林先生还振振有词："松弛训练我试过一两次，好像没什么效果，就没有继续。每日除了上班，剩下的时间就想躺在床上，能补多少觉就补多少，哪有时间去运动？提前安排每日生活、记流水账和写日记，听起来就觉得烦，

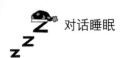

所以没写；至于那个矛盾意向法，更是玄乎……"

似懂非懂，一知半解，顾虑重重……种种原因都可能造成病人的误解，认为这些方法无效。于是，我再次向林先生解释每一项作业的重要性、治疗作用和技巧等，并告诉他如果不能接受这张行为处方的话，建议及时用药治疗。不想吃药的林先生想了想，表示这次要严格执行行为处方。

一个半月之后，林先生复诊时面色好了很多。于是新开的处方里只剩下松弛训练和运动锻炼这两项作业。林先生奇怪地问，为什么症状全部消失了还要继续这些训练？我说，坚持做下去有利于巩固疗效，终身受益。

什么是助眠的行为处方

松弛训练有很多种方法，一般建议病人学习一种简单的"呼吸松弛训练法"。这类似于瑜伽和气功的调整气息，即采用稳定的、缓慢的深吸气方法达到松弛目的。一般要求连续呼吸 20 次以上，每分钟呼吸频率在 10~15 次。吸气时，双手慢慢握拳，手腕微屈，达最大吸气量后稍屏息一段时间，再缓慢呼气，两手放松，全身肌肉处于松弛状态。训练时注意力高度集中，全身肌肉放松。每天正规练习两次，每次 20 分钟左右，可以在中午和晚上睡前练习半小时或一小时，尽量卧位，也可以选择坐位（令自己感觉舒服和放松的姿势）。另外，为了尽快掌握，还可以利用空闲时间进行简短训练。比如上班等公交车时，或下班后晚走一会儿，很放松地坐在座位上训练几分钟。对于林先生这种情况，松弛训练还可以有效地缓解精神紧张和肌肉酸痛等。

做好每日安排和写日记等作业有很多作用，如可以协助发现不良的睡眠行为和潜在的心理影响因素。因此，这也是调整个性化治疗方案的基础和依据。治疗成败的关键，在于能否找到适合病人的行为处方。

至于矛盾意向法，看起来的确有些"矛盾"，甚至有些病人还以为医生在调侃自己。其实，这种方法有点类似于心理治疗中的满灌疗法，具体操作是：入睡前，避免做任何影响睡眠的事情，如聊天、看书、看电视、玩电脑、打电话等。然后，病人以自己感觉最舒服的姿势躺在床上，然后放弃想要入睡的努力，顺其自然，反倒可以缓解焦虑情绪，促进入睡。当然，这些助眠行为是否一定要同时全部用上，以及操作的顺序、细节等，需要医患双方沟通商定。

总之一句话：学会身心放松，才能真正睡得香。

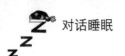

 江医生睡眠信箱

带着症状享受生活

患者：

江医生，我是个很开朗的人，生活方式也很健康，不抽烟不喝酒不熬夜，每天都锻炼身体，家庭幸福，经济不愁，朋友不缺。可为什么我会失眠呢？为什么我总是莫名其妙地有点不开心呢？麻烦您尽快治好我，让我可以去尽情享受美好生活。

江医生：

其实，一个人会不会生病与生活方式是否健康、是否生活富足幸福不能画等号。我们提倡保持健康的生活方式，科学地锻炼身体，并不能完全消灭疾病，只能减少一些"自找"的病痛，有利于疾病康复，有助于提高生命质量。所以，请放弃那种"我努力我就一定不会生病看医生"的想法，如果生病了，就好好去学习如何才能"带着症状享受生活"。

首先要允许自己带着症状享受生活，然后才可能真正前行。这世上没有完全健康的人，都或多或少在某方面可能处于不健康状态，不完全健康不能成为阻止我们享受生活的借口。

所有的疾病与痛苦，最重要的意义和价值在于让我们更加珍惜所能拥有的。这些其实也是美好生活的一部分。

学会与医生分工合作，与完美自我妥协，你会发现，最大的受益者是你自己。

患者说：要"三放"。江医生说：这些请注意

患者来信：

江医生，您好！我最近总结了一下，觉得我的性格很不好，干什么事情都很着急，如果我想治好病，就应该要求自己做到"三放"，即"放下、放松和放慢"。所谓放下，有很多种，比如放下面子、放下架子什么的。所谓放松，就是我要不断提醒自己要放松，不要那么着急。所谓放慢，就是我不用逼着自己达成什么目标、做得多成功，慢慢来做就好了。如果我睡觉前不想那么多，不那么紧张，就肯定能睡好觉了。

江医生回信：

你要求自己的这"三放"，是你本性中就有的吗？你这样要求自己的过程中感觉痛苦还是愉悦呢？

患者来信：

我本性不是这样的。感觉虽然不太舒服，但也没有太痛苦。相对于生病的痛苦来说，这点儿苦不算什么了。

江医生回信：

总结得非常好！的确要向这个"三放"的目标去努力。说起来容易，做起来很难，尤其是对于疾病缠身的患者。但只要努力，就会真真切切体会到随之而来的轻松、愉悦与健康。即便不是为了治病，这些也是我们生命中某些阶段需要自我修炼的。

　　患病一场，经历各种常人难以体会的痛苦，因此才有想要去改变的动力和坚持。如果一个人不改变自己，不换种活法，当真对不起自己所受的那些苦。这可以算是疾病带来的好处吧。

　　然而，凡事不可走极端。学会与自己的本性做朋友，管好它，努力进步且享受即可。

　　对于睡眠而言，"松身休心"是关键因素和必备技能。注意睡眠卫生，按照我们的建议去坚持，终有一日会习惯并享受这样的状态，自发自觉地完成了。

　　以上所有过程，医生会一直陪伴，很多家人和朋友甚至某些陌生人，也都会一直陪伴。你们并不孤单。加油！

第八章

好好睡觉：
睡眠其实就一件事儿

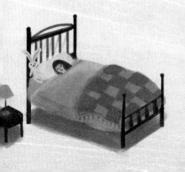

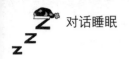

睡眠信用卡，你会怎么用

人的一生，最基本、最重要的生理功能之一就是睡眠。睡眠就像是一张信用卡，并不能想当然地任意透支。几乎所有人患病之后都会有悔不当初的感觉。所以无论现在睡得好不好，都要重视睡眠，珍惜睡眠，不要过度透支睡眠。

"我在一间外企做高层管理，事业和生活都比较顺心，喜欢运动，年年体检各项指标都正常。"肖先生一坐下来就如数家珍地介绍自己的情况，"我就是太忙，事情太多。还没工作的时候，每天可以睡八九个小时。现在每天加起来，睡觉时间也就六个小时左右，但睡眠质量还挺好，到目前为止，还没出现失眠或其他睡眠问题。我想问问，我这样的睡眠算不算正常？可不可以一直这样下去？会不会影响健康？怎样做才能既不影响现在的生活，又能保证高质量的睡眠？"

小额"睡眠债"，尚可代偿

肖先生的问题其实很多人都会遇到，只不过不一定如肖先生一样有机会跟专科医生面对面地沟通罢了。几乎所有专家，在任何场合都会力荐大家保持健康的睡眠卫生习惯，重视睡眠，保障睡眠。但实际上，即便连专家本身，可能也会面临"没有时间睡觉"和"没有心思睡觉"的问题。所以，如何在竞争激烈的社会中保持健康的体魄、充沛的精力和愉悦的心情，的确值得花点心思。这其中的捷径之一，也许就是睡得又少又好。

"你怎样从睡八九个小时顺利过渡到六七个小时的？"我问。

他很认真地想了想，回答说："没什么太多印象，一开始睡少了，起床时好像有点困，后来慢慢就习惯了。"的确，对睡眠时间和细节太过关注，结果往往适得其反，更容易出现睡眠问题。临床上会见到很多病人，晚上睡觉时不断地看时间，让自己过分紧张，反倒加重了病情。

每个人对睡眠时间的需求量是不同的，对"睡眠债"的偿还能力也是不同的。相对而言，有焦虑素质的人，这种偿还能力最差。我们本应该睡几个小时才够，但因为各种各样的原因，我们没有办法睡这么长时间，于是就欠下了"睡眠债"。实际上，自工作以来，肖先生一直在拖欠着"睡眠债"，但他有着健康规律的生活方式和舒心的生活氛围，而且，他会定期给自己放个小假睡睡懒觉，轻松一下，所以至少到目前，他欠下的"睡眠债"还不至于令他的睡眠和身心健康"破产"，偿还能力尚且还好。

了解睡眠"债务"透支额度

然而，即便如肖先生一样的人们，也非常有必要知道，绝大多数情况下，6个小时已经是睡眠这张信用卡可以透支的最高限额了。国外有研究表明，睡眠与很多疾病以及死亡率的相关关系呈"U"形分布。睡眠少于6小时，糖尿病等的患病率增加，死亡率也有所增加。当然，个别的天生短睡者除外。在这个"U"形曲线的中间段，就是我们调整睡眠的目标时间段。

第一，从正规途径了解有关睡眠的知识和信息，不要盲目相信广告，不要自己当医生，也不要自己吓自己。

第二，勾画自己睡眠时间的"U"形曲线，了解自己睡眠"债务"的透支额度大概是多少。在不得不透支的情况下，选择"分期付款"。即每日透支少量睡眠时间，但千万要记得，连续透支睡眠时间的日子不能太长，要注意定期、及时"还款"。一旦内外环境

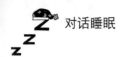

（比如周末日、节假日）可以允许自己"按需睡眠"，就不再透支睡眠，务必令自己"睡个饱"，提前终结"分期付款"。

第三，花点时间勾画自己的"睡眠—觉醒"节律，找出自己困倦的高峰时间点，在此基础上安排自己每日的生活、学习和工作。在最清醒的时段去做耗神或耗力的事情，在临近困倦高峰的时段做些轻松的事情，在最困的时段（睡眠压力最大的时段）去睡觉。

第四，创造最有利的内外环境，提高自己的睡眠"债务"偿还能力。包括规律作息、创造最合适的睡眠环境、睡前不做令自己情绪波动的事、放松对睡眠的过分关注等。

睡眠出了问题的人，经常会念叨"如果时光可以倒流，我一定会好好睡觉，绝对不会拼了命去工作或为了某个人伤心痛苦"之类的话，或者"如果这辈子只剩下一个愿望，那就是可以美美地睡上几天"。但其实，如果时光真的可以倒流，他们常常以为自己的身体还可以顶得住，还是会按照原有的轨迹生活。所有这些"如果"，都会在一定程度上强化病人的各种负面情绪，抬高对治疗的期望值，结果却进一步对治疗造成干扰。

所以，我们首先要做的就是调整心态，直面现实，放弃"如果"。正在透支睡眠这张信用卡的人们，一旦发现偿还能力出了问题，或透支的负面影响继续加大，或没有足够的心理承受力去使用这张信用卡，那就应及时叫停，不再透支。

熬夜的蜡烛，你还要不要当？

熬夜的危害

熬夜的危害在网络上已有很多说明了，归结起来，无非几大类，比如抵抗力下降、面容憔悴、情绪不稳、注意力受损、记忆力减退等。熬夜与成绩下降相关，与癌症发生相关，与猝死相关，与差错事故相关。

可是，如同吸烟一般，所有人都知道吸烟有害健康，烟盒上也有各种醒目的广告，全国的控烟行动一直在坚持，但烟民仍大量存在。所有人都知道熬夜有害健康，重视睡眠拒绝熬夜的倡议也此起彼伏，但熬夜的也大有人在。"熬最深的夜，敷最贵的面膜"俨然成为很多人的写照。但容貌上真正的光鲜亮丽，是好睡眠养出来的，而不是面膜敷出来、化妆品"伪装"出来或是整容出来的。

职责所在的熬夜，不得不熬，怎么办？

你一定想不到，这篇大讲特讲熬夜有多少害处，要停止熬夜、拒绝熬夜的稿子，是我熬夜赶出来的。说拿命来完成任务是有点过了，但的确，是以牺牲健康的代价来完成的。

但其实，如我们一般，在"不得不为之"的熬夜中燃烧自己的大有人在。比方说，值夜班的医生、护士、司机、保安，还有照顾老人的看护者和照顾孩子的父母、写论文做实验的学者等。

这世上有很多人，都是某一个时段默默地做着这些。无他，职责所在，总是要有人去做这些。暗夜里，需要有蜡烛来燃烧自己点亮世界。在致敬的同时，有几个温馨提醒，希望将伤害最小化：

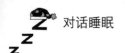

● 不可连续熬夜，不可将熬夜过成常态。

● 懂得适可而止，如有健康报警信号必须紧急叫停。

● 熬夜之后尽快"修补"，比如下夜班后第一件事也是最重要的事，就是睡觉。

● 合理分工，理直气壮地找帮手。

● 不可"雪上加霜"。比如，烟酒无节制、该休息时不舍得睡觉狂刷手机。

更重要的是，请打着"职责所在不得不熬"旗号的各位，思考一下，是否可以有些小变化，让本要熬夜完成的工作在更合适的时间完成，从而可以将伤害降到最低。而所有打着励志标签的熬夜，请再审视，是否值得。

报复性熬夜？见好就收吧，不要跟自己过不去

很多人喜欢把睡觉前的一段时间里，贴上一些害死自己的标签，比如"完完整整、真正属于我的时间"，于是，想尽办法拉长这段时间。更要命的是，这个时间段开始的点不可控，因为总是有各种各样的事情要做，于是变相延后结束的点，就形成熬夜行为。此前的压力越大，不情愿的事情越多，夜就熬得越放肆。短暂的肆意带来的愉悦与满足，通常会用更大的代价来补偿。所以，差不多就好啦！已经有大量研究结论和实例的，不必拿生命和健康做代价。

真正改变，从感觉痛开始

常听到有人说，年轻时连续熬几个通宵都没事，现在一个通宵都熬不了，勉强熬夜了，好几天都缓不过来。

真正能够把健康睡眠放在第一位，再安排其他事的人，通常是

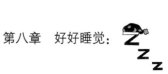

"痛"过的，或是亲历过睡眠困扰或是体验过熬夜出现的不良后果或是目睹至亲之人承受这些痛苦。所以，很多人的养生是从三四十岁开始，很多人的少熬夜或是不熬夜是从"熬不动"开始。"感觉痛"，才会愿意改变，才会真正改变。

熬夜的蜡烛们，省着点儿消耗吧！这样才能更长久地燃烧。

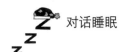
 江医生睡眠信箱

不看科普睡不着，看了科普更睡不着

患者何先生来信：

江医生：您好！我是看到您写的一篇科普文章知道您的。

我失眠很多年，有轻微的焦虑，偶尔看看当地的心理医生。平时很喜欢看保健科普一类的文章和书籍。这些文章教会我很多知识，让我懂得了很多养生的东西，了解各种奇难杂症，帮助了不少人。

我的卧室里堆着很多杂志，睡不着的时候就翻翻，看得累了就去睡觉，有的时候倒下去很快就睡着了，有的时候却翻来覆去睡不着，脑海里总想着刚刚看过的那些文章。

几个月前生活中遇到些事情，自我感觉失眠和焦虑都有点加重。奇怪的是，最近那些文章有点看不下去了，有时候看着看着会觉得心慌意乱的。文章里写的，好像都跟我的症状有些关系，甚至有时候，很久以前看过的那些内容都会自己跑出来，总是莫名其妙担心自己是不是也得了那些奇难杂症。

请问我这是怎么回事呢？该怎么处理呢？这些健康科普的东西，我还能不能看呢？

江医生回信：科普是把双刃剑，适时适度最重要

何先生，您好！非常感谢您的信任！喜欢看保健科普的习惯很好，可以多了解些知识提高自己和周边人的健康素养，某

238

种角度上可以起到预防疾病、早期发现疾病和正确求医的作用，但必须适时适度。

考虑您的具体状况，有以下几点建议：

请根据您不同程度的焦虑状态来有选择性地阅读，最好能够在医生的指导下进行。焦虑程度比较重的时候，对科普文章的内容可能会出现过度担心或莫名焦虑。有疑问最好找相应的专科医生讨论讨论，不要任由自己的担忧和猜测泛滥。您信中所提到的那些心慌意乱如果排除了躯体疾病所致，更有可能就是焦虑症状之一。

卧室是睡觉的地方。建议将所有的书籍杂志等与睡眠无关的都清出卧室。睡前看书看报也是很多人的习惯，但这属于睡眠卫生不良的表现之一，建议逐渐减少直至摒弃。

建议遵照医生的治疗方案正规、系统地进行治疗。当遭遇一些生活事件时，就算一直坚持治疗，失眠和焦虑仍有可能出现加重的情况。不用太紧张但也不要太"轻敌"。建议尽早复诊，由医生来决定是否需要进行相关的治疗方案调整。

祝您早日康复，也祝您越来越擅长使用科普这把双刃剑。

适度了解，找到适合自己的最重要

患者：

江医生，时不时地就会在报纸、网络上、电视、电台等多种渠道看到关于睡眠的宣传，尤其是最近一段时间。很多产品都说自己是治疗失眠最好的方法，很多机构都在说自己拥有最好的治疗理念。但对比一下会发现，虽然看起来都是权威出品，但有些是一样的，有些却截然相反，都不知道该选择哪种理念、哪个方法。铺天盖地都是教人睡好觉的科普文章。结果，看了很多关于睡眠的文章之后，我发现自己彻底不知道该怎么睡了。就拿几个简单的例子来说，睡觉前到底该不该喝牛奶，该不该听音乐呢？

江医生：

通过正规渠道了解基本知识后，找到适合自己的最重要。每个人都有自己不同的睡眠需求和睡眠习惯。有些方法，如果尝试后不适合自己就不要继续试了。

比方说，有的人觉得喝牛奶会好睡些，且不去管它到底是牛奶有催眠作用还是心理作用，夜尿多的人是不适合睡前喝牛奶的。

再比如，有的人一听音乐就整个脑子里不停地回响，这样的人是不适合睡前听音乐的，哪怕是听所谓的催眠音乐也是弊大于利。

临床中我们常常叫病人写睡眠日记，但强迫症患者就不是很适合做，因为他可能会很纠结于那些时间点，如果必须得做，我们往往会建议其他的方法。

需很清醒地认识到：所有的方法都没有神效，需要反复训练慢慢吸收才能变成自己的东西。

如果因失眠的事情困扰，还是找专科医生咨询比较靠谱。这世上不存在包治百病的名医名药，更不存在包治百病毫无副作用的偏方秘籍。但凡这样说的，我们都应远离。

盘点睡眠之过

对于睡眠，无论医患，很多时候都有些"过"。以下列举几个最为典型和常见的：

过度重视与过度忽略

现代人的睡眠不足已经犹如能源不足一样成为普遍问题了，几乎没有人能够按照理论上的睡眠需求量予以满足。主要原因可能并非现代人不懂得睡眠的重要性，而是人们醒着的时候要做的事情太多，"所求甚多"，于是不得不压榨和透支睡眠。

对于这种长期"负债睡眠"的情况，有的人过度重视，有的人过度忽略。

曾经遇到一个病人，上学时就已经习惯比同学少睡几个小时来学习，工作以后更是常态性熬夜工作或是读书充电，年轻的时候每晚大概也就睡四五个小时，也经常通宵睡不着觉，但几乎没为失眠看过医生，反正白天不够精神就喝浓茶和咖啡，虽然常年黑眼圈但应付工作和生活还没有太大问题，年纪大了以后，每个晚上仍只睡三四个小时，不少问题便日渐明显，记忆力、抵抗力明显下降，精力和体力不足的情况也逐渐明显，及至退休以后，一下子没有那么多工作了，醒的时间似乎在瞬间拉长数倍，"度日如年"的感觉时而有之。问她为何一直不看医生，她说不觉得睡少一点是一种病。

临床上还经常见到另外一类病人，稍有一晚入睡稍迟或是时间稍短，就紧张得不得了，总是怕睡不好觉第二天精神不够、面容憔悴或是有其他严重后果。这类病人总是到处求医，听到有什么对睡眠有帮助的必去尝试，伤财不说，着实自己加重了病情。

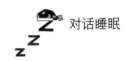

过度准时和过度随意

有的人，或是因为很怕失眠所以过分关注时间，或是因为强迫症状等而跟时间"较劲"，大多会严格要求自己在某个时间点必须上床准备睡觉，不然就必定睡不着觉。有不少研究支持失眠症与完美主义有密切联系，过于守时也是完美主义的一种形式。

而有的人，尤其是一些不需要受上学上班时间限制的人们，比方说自由职业者、有保姆的家庭主妇（夫）、退休老人，则想几点睡觉就几点睡觉，想几点起床就几点起床。无论哪个"过"，都可能会出现睡眠问题，尤其是惯常的作息时间被打乱之时，诸如一直很按时就寝的人因照顾病人无法在原定时间睡觉，或是一直很自由睡眠的人突然被告知某个时间点必须起床时等状况。

孩子和大人的睡眠之过

婴幼儿的睡眠不足或节律紊乱很多是由于大人的行为所导致。上了一天班的大人们回到家收拾停当已经很晚了，再跟孩子们玩乐，很自然地会导致孩子们睡前兴奋、就寝时间延后，如果有的家长出去吃夜宵还要带着孩子，那么这种问题就更加重了。等上了学，各种功课和补习班对时间的"压榨"，使得睡眠不足有了更多貌似无可奈何的理由。

很多家长意识到这一点，所以变本加厉地紧张孩子们的睡眠。一到"设定睡眠"时间，不管孩子们是否做好睡眠的准备，就反复催促他们去睡觉。尤其是父母或家人如果曾经或正在遭受失眠的痛苦的话，他们不希望同样的痛苦也发生在孩子身上，于是这种反复催促愈发会带着焦虑、烦躁、愤怒等负面情绪，有的人甚至会大打出手，结果不仅孩子们睡不好，家长也睡不好，睡觉成了大人小孩们的噩梦。

我有很多这样的病人，小小年纪就出现睡眠或是情绪问题。引用某个孩子的话来说，他妈妈就像安装了"自动引爆装置"，一到九点钟就开始烦躁不安，反反复复说快点写作业快点喝牛奶快点刷牙，不然就睡不好觉或是不够时间睡觉了，如果九点半还没有完成她交代的事情上床准备睡觉，她就大爆发了。要么反复不停地说自己睡不着觉是多么痛苦甚至说到哭，要么摔东西或是打人。这样的母子，必须同时治疗，治疗重点在母亲。

睡眠非常重要，对于成长发育中的孩子更是如此，大家都知道必须保证青少年的睡眠时间，但实际操作中还存在这样或那样的问题。家长们需要做的，也许更重要的是合理安排孩子醒着的时间，尽可能地"保护"好孩子们的睡眠时间，在临近就寝时间让孩子们更加松弛、自在。个体每日的睡眠需求是不完全固定的，所以对睡眠要重视但无须太刻板。

安眠药之过

对于安眠药，坊间自是众说纷纭，即便医务人员之中，也是各有各的理念。

曾经有个听我讲座的人，说自己的父亲从年轻时就吃某种安眠药，一点都不害怕吃药也没有加过量，一直吃到八十几岁，身体很好精神也很好，所以她自己睡不着觉的时候偶尔也吃，但家里人很紧张也坚决反对，找来很多关于安眠药的副作用、严重后果等文章，还带她去看了很多医生，结果有的医生断然不肯让她继续服用安眠药，有的医生让她放心地吃安眠药，有的医生则给她各种不同的安眠药调整方案。搞得她自己有段时间当真无所适从，很是纠结，甚至吃了安眠药都睡不着觉。

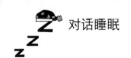

对于安眠药，最好的心态就是不惧怕也不滥用，最好的处理就是在专科医生的指导下，根据病情需要进行调整。

睡眠如弹簧，应松弛有度

每个人的睡眠其实都如弹簧一般，松紧有度，要保证睡眠的有效弹性，必须顺应其自然变化，既不过度透支，也不过度施压。另一方面，无论普通民众或是医务人员，总体上对于睡眠和安眠药的认识水平都需要加强，并保持知识的更新，且需要保持清醒的头脑，能够识别和排除干扰。这是个永久的战役。我们能做到的，只能是与"当下"对睡眠及药物的了解和处置同步，尽可能地将伤害和不良影响降至最低程度。

从今天开始，睡个好觉

很多正在遭受失眠煎熬的人都愿意去尝试任何据说是对睡眠有帮助的方法，但结果往往事与愿违，甚至上当受骗。做个睡眠"盘点"，多从自身入手，防与治双管齐下。

纠正睡眠卫生不良的行为，提高睡眠效率，减少垃圾睡眠

告别失眠也有多种方法，但首要的是必须注意睡眠卫生，养成良好的睡眠习惯，科学管理自己的睡眠。比方说，我们要注意营造适合睡眠的环境，卧室不要有光线、温度适宜、寝具舒适等；要尽快戒掉赖床的习惯，提高睡眠效率；要尽可能减少或杜绝睡前躺在床上看电视或听收音机，或是睡前习惯性回忆白天发生的或是第二天要做的事情，这些都会降低睡眠效率、增加垃圾睡眠，总结或计划之类的事最好安排在下班后半小时，或是睡前两小时以前。另外，睡不着或半夜醒来时不停看时间也会加重对睡眠问题的焦虑和担心，对睡眠造成干扰。

纠正不良的睡眠认知、信念和态度，睡前要先"松身休心"

失眠患者往往存在很多不良的睡眠认知、信念和态度，比方说，必须在某个时间点上床才能睡着，过早过晚上床都一定会出现失眠；躺在床上甚至整天都控制不住地过度担心会失眠；总想着晚上睡不好觉第二天就一定会做错事，等等。这些不仅无助于睡眠，反倒会干扰睡眠，对失眠的恐惧和对失眠所致后果的过分担心，常常使失

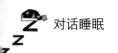

眠者陷入一种恶性循环,久治不愈。建议睡前"放下"所有能够放下的包袱,要先"松身休心"。放松身体可以尝试用热水泡脚、泡泡浴、松弛训练等,或者个人所擅长且有效的方法,避免睡前高强度锻炼或运动。睡前保持心平气和非常重要,随着就寝时间的接近要逐渐"入静"。对于正常人群来说,这种状态是自然的生理反应,顺应就可以,无须刻意去安排。而对于失眠病人来说,采用"告诉自己我一定要静下心来"这种自我暗示非但不奏效,还有可能强化恶性循环。因此,不管是因为情绪问题睡不好觉,还是因为睡不好觉情绪出了问题,都必须同时对两大类状态进行有效处理。某些躯体疾病(如关节炎、疼痛等)也可能严重影响睡眠,必须积极治疗原发病。

重视生活节律、生活方式的转变对睡眠和健康的影响

退休老人、哺乳期妇女、倒班人员等都应重视生活节律与生活方式的转变对睡眠的影响。

很多老人退休之前一直忙忙碌碌,累是累了点,但"精神头十足",也不知失眠为何物。退休之后,生活节奏慢下来了,每天多了很多休闲和休息的时间,反倒越来越觉得日子开始"拉长",每天过得也很慢,晚上睡不着觉,天很久都没亮。建议老人们退休前至少给自己几个月的时间过渡,逐渐改变自己的生活圈子和生活方式,保持心情愉快,加强身体锻炼,培养兴趣爱好等,要保持不断"见(阳)光"和"见(外)人"。

哺乳期妇女往往因为哺乳、担心孩子等原因导致夜间睡眠被频繁打断,而且呱呱坠地的小生命,对整个家庭生活的冲击不亚于金融危机对世界的影响。建议妈妈们在照顾孩子的同时千万不要忘了照顾自己,该睡觉时就尽可能地去睡觉。

至于晚间有工作或应酬者更须重视早期调整，以防止出现睡眠问题。我们通常不主张睡眠有问题的人从事可能干扰"睡眠—觉醒"周期节律或者导致睡眠卫生不良等的工作、娱乐等。此类娱乐是能少则少，但如果由于各种原因不得不短期从事此类工作的人，建议尽早咨询专科医生，制订适合自身的睡眠调整方案，使得昼夜节律最低限度地被打乱。

如果的确非常喜欢又擅长这份工作，不妨先尝试以下的方法：

● 不主动应酬或晚间娱乐，尽可能将夜晚留给睡眠和休息。

● 应酬回到家后给自己一段时间的放松，尽可能快地恢复睡前理想的松弛状态，如有必要，可以借助专科医生开的药物。

● 晚八点后限制液体的摄入量，如有可能，不饮酒吸烟。

● 不应酬的时候，好好珍惜，睡个好觉。

● 根据自己的状态合理、科学地安排白天的工作。

● 加强锻炼，假期的时候尽量多点户外活动或远足。

● 如有机会或可能，建议换工作或工种。

● 如果自我调整效果不佳，建议还是早点到专科医生处就诊。

学会识别和远离睡眠误区

常见的睡眠误区包括：

✕ 睡不着时数数或数羊。

✕ 习惯在床上思考明天应做的事情。

✕ 平时睡得少，双休日睡懒觉。

✕ 睡觉时打鼾是"睡得香"的表现。

✕ 做梦就是没睡好或者不做梦就是没睡着。

✕ 为了晚上睡得好所以取消午睡，再困也不睡。

✕ 打盹可以补充睡眠。

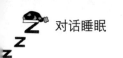

✕ 睡前一杯酒可以助眠。

✕ 早点上床可以早点睡着。

以酒精为例。很多人都曾经或正在尝试睡前一杯酒来促进入睡的"自我治疗"方法。开始的时候，表面上似乎有效，喝了酒之后昏昏沉沉的，不知什么时候就进入了所谓的梦乡。但这是一种拥有短暂"蜜月期"的噩梦。酒精所引起的睡眠结构和睡眠质量等改变，并非正常的睡眠进程，主要表现为浅睡增加、深睡减少、睡眠片段化、血氧饱和度降低等，因而睡醒也没有清新解乏的感觉。酒精引起的镇静或嗜睡作用很快就不再见效，部分病人又开始增加安眠药，结果引起酒精和药物之间的相互作用以及协同镇静的效果，甚至可能发生意外死亡。如果原本就是睡眠呼吸暂停低通气综合征的患者，饮酒后的危险后果就更加不言而喻了。

正确看待食疗和锻炼的作用：可配合使用，但不能作为主要或唯一的治疗手段

一般来说，失眠病人的饮食宜清淡，以平补为主。晚餐进食量宜适当，不可太少，也不宜太饱；多进食易消化、宁心安神、促进睡眠的食物如小麦、小米、大枣、百合、核桃、莲肉、桂圆、桑葚、牛奶、猪心、羊心等。睡前一杯牛奶有助睡眠的说法并不适合每一个人，要根据实际情况而定。锻炼，尤其是户外活动对保证高质量的睡眠非常重要，但建议睡前 1 ~ 2 小时不要做剧烈运动。

正确对待疾病和各种治疗药物或器械：无须过分恐惧，不要讳疾忌医或者有意无意地隐瞒病情

失眠者常常试图以服药来对付自己的紧张情绪。然而不合理用药可能会带来一系列的问题，甚至会加重失眠的恶性循环，导致失

眠慢性化或难治。几乎所有的失眠经过系统治疗都可以得到不同程度的改善，但并不是所有的失眠经过治疗都可以迅速缓解症状，所以病人一定要有足够的信心和耐心。尤其不要随便听信传言或者虚假广告。这个世界上不存在医治失眠的灵丹妙药，或者既有效又没有副作用的"神仙药"。导致失眠等疾病慢性化的主要原因之一就是不规范治疗。必须根据每个病人的实际情况制订个体化的治疗方案，才有可能告别睡眠问题。想走捷径的心理不仅使自己容易上当受骗损失钱财伤心又伤身，还有可能导致对治疗失去信心，贻误治疗良机。保健品不是神仙药，但对于人体来说，适量、合理、科学地使用保健品，可能会有一定的帮助，但其作用，绝非产品广告说的那么好。国家食品药品监督管理总局已经特别"提醒广大消费者，要在医生或药师的指导下购买药品；保健食品没有治疗作用，不能代替药品，请谨慎购买"。

正确、科学对待身边的病人：理解、支持、勿干扰治疗

很多病人都会面临同样的问题，就是那种痛苦无法诉与人知。周围亲朋好友往往很难理解，大多只说不要想太多就自然睡得好，有的因为担心药物对身体的影响，极力劝阻病人遵照医嘱服药，或者病情稍微缓解即劝说病人停药，或者力荐甚至出钱购买一些所谓的保健产品来取代正规的治疗方案，结果反倒害了病人。真正爱他们，就要以比他们更科学客观的态度，鼓励他们积极主动地配合治疗，早日摆脱失眠困扰。

附录 "世界睡眠日"主题

为了提高人们对睡眠重要性的认识，2001年国际精神卫生和神经科学基金会主办了全球睡眠和健康计划，并将每年春季的第一天——3月21日作为"世界睡眠日"。

"世界睡眠日"主题

2001年　睁开眼睛睡

2002年　开启心灵之窗　共同关注睡眠

2003年　睡出健康来

2004年　睡眠　健康的选择

2005年　睡眠与女性

2006年　健康睡眠进社区

2007年　科学的睡眠消费

2008年　健康生活，良好睡眠

2009年　科学管理睡眠

2010年　良好睡眠有益健康

2011年　关注中老年睡眠

2012年　科学管理睡眠

2013年　关注睡眠　关爱心脏

2014年　健康睡眠　平安出行

2015年　健康心理　良好睡眠

2016年　美好睡眠　放飞梦想

2017年　健康睡眠　远离慢病

2018 年　规律作息　健康睡眠

2019 年　规律睡眠　益智护脑

2020 年　更好睡眠　更好生活　更好地球

2021 年　规律睡眠　健康未来

"世界睡眠日"中国主题

2009 年　让孩子多睡一小时

2010 年　关爱儿童睡眠　多睡一小时

2011 年　关注老人睡眠　多睡一小时

2012 年　关注睡眠品质　多睡一小时

2013 年　自然深睡眠　多睡一小时

2014 年　健康睡眠　平安出行

2015 年　健康睡眠　多睡一天

2016 年　美好睡眠　放飞梦想

2017 年　健康睡眠　远离慢病

2018 年　规律作息　健康睡眠

2019 年　健康睡眠　益智护脑

2020 年　5G 睡眠　梦回故乡

2021 年　健康睡眠　平安出行